The Survival Prescribing Tips
In The ER

ERで闘う
ための
クスリの
使い方

【編著】

久村正樹
埼玉医科大学総合医療センター救急科

中外医学社

●執筆者（執筆順）

森 田 浩 史　福井大学医学部附属病院救急科・総合診療部　助教

林　　寛 之　福井大学医学部附属病院救急科・総合診療部　教授

今 本 俊 郎　埼玉医科大学総合医療センター高度救命救急センター　助教

平松玄太郎　埼玉医科大学総合医療センター高度救命救急センター　助教

八 幡 直 志　埼玉医科大学総合医療センター高度救命救急センター　助教

井 口 浩 一　埼玉医科大学総合医療センター高度救命救急センター　准教授

吉 田 信 介　埼玉医科大学総合医療センター脳神経外科　助教

大 宅 宗 一　埼玉医科大学総合医療センター脳神経外科　教授

松 居　　徹　埼玉医科大学総合医療センター脳神経外科　教授

山 鹿 哲 郎　埼玉医科大学総合医療センター神経内科　助教

傳 法 倫 久　埼玉医科大学総合医療センター神経内科　准教授

野 村 恭 一　埼玉医科大学総合医療センター神経内科　教授

宮 本　　和　埼玉医科大学総合医療センター小児救命救急センター　助教

櫻 井 淑 男　埼玉医科大学総合医療センター小児救命救急センター　教授

坂 本　　壮　国保旭中央病院救急救命科　医長

道 田 知 樹　埼玉医科大学総合医療センター消化器・肝臓内科　教授

屋嘉比康治　埼玉医科大学総合医療センター消化器・肝臓内科　教授

倉 原　　優　国立病院機構近畿中央呼吸器センター内科

亀田慎也 埼玉医科大学総合医療センター高度救命救急センター 助教

富川武樹 埼玉医科大学総合医療センター血液内科 助教

木崎昌弘 埼玉医科大学総合医療センター血液内科 教授

西田裕介 埼玉医科大学総合医療センター総合診療内科・感染症科 助教

岡　秀昭 埼玉医科大学総合医療センター総合診療内科・感染症科 准教授

谷野雄亮 東京医科大学救急・災害医学分野 助教

四茂野恵奈 帝京大学ちば総合医療センター内科（血液・リウマチ）助手

萩野　昇 帝京大学ちば総合医療センター内科（血液・リウマチ）講師

田島孝士 埼玉医科大学総合医療センター神経内科 助教

芝山浩樹 埼玉医科大学総合医療センター高度救命救急センター 助教

久村正樹 埼玉医科大学総合医療センター救急科 准教授

土手　尚 聖隷浜松病院救急科 医長

志賀　隆 国際医療福祉大学三田病院救急部 部長

永田理希 希惺会ながたクリニック 院長
加賀市医療センター 感染制御・抗菌薬適正使用指導顧問

上田剛士 洛和会丸太町病院救急・総合診療科 部長

関　博之 埼玉医科大学総合医療センター総合周産期母子医療センター
センター長・教授

山田美喜 埼玉医科大学総合医療センター歯科口腔外科 助教

はじめに

　本書はエキスパートにより書かれた，ER を生き抜くための診療マニュアルであると同時に，優れた症例報告集である．最初に中外医学社の五月女さんから「ER 診療をクスリで横断的に切った本が作りたい」とのお話を頂いたとき，面白い企画だと飛びついた．ところがいざ作り始めてみるとクスリで切れない症例が頻出し，図らずしてクスリを使うべき症例とそうでない症例を理解することができる本となったが，これは嬉しい誤算であった．また症例は各分野のエキスパートが遭遇の頻度が高いものを選りすぐっており，まさに冒頭に述べたような書となった塩梅である．

　ER で遭遇する症例は無限のように見えるが，それでも遭遇しやすい幹となる症例は存在し，これらの対応を抑えておけばあとは応用である．本書は幹となる症例の対応が述べられており，初期研修医，ER で働き始めたスタッフに恰好の書である．どこからでもいい．まずは読み始めてみてほしい．本書の使い方としては，臨床の現場で即役立つのはもちろんだが，普段からパラパラ眺めることをお勧めする．いざという時に迅速に，適切に，そして確実に役に立つことは間違いない．本書はマニュアル本ではあるが，マニュアルから少しはずれた事態にも対応できるよう，いたずらにマニュアル的にはなっておらず，随所に専門家の深い記述がなされている．また教科書的に決まりきったことよりも，著者が経験する実際の臨床を出している．ER ではこのような opinion が現場の患者を救うことが多いためである．

　本書を上梓できたのは，ひとえに優れた原稿を執筆頂いた著者の先生方のご協力あってのものである．心からお礼を申し上げたい．また本書のアイデアをくださり，執筆著者との連絡調整，校閲をしてくださった中外医学社の五月女謙一さん，そして上村裕也さんに感謝する．

　本書が ER 診療の底上げとなり，深く愛される著書となることを願っています．

2019 年 4 月 23 日

久 村 正 樹

CONTENTS

1 心停止の救急で使う薬　〔森田浩史，林　寛之〕　1

- 症例 1　心停止（cardiac arrest）　1
- 症例 2　難治性 VF/pVT　5
- 症例 3　PEA（無脈性電気活動）/asystole（心静止）　9

2 重症外傷の救急で使う薬　14

- （1）多発外傷（総論）　〔今本俊郎〕　14
  - 症例 1　多発外傷　14
- （2）頭部外傷　〔平松玄太郎〕　17
  - 症例 1　内科的加療で診る頭部外傷　17
  - 症例 2　外科的治療を要する頭部外傷　20
- （3）臓器外傷　〔今本俊郎〕　25
  - 症例 1　肝損傷　25
  - 症例 2　脾損傷　28
  - 症例 3　腎損傷　31
  - 症例 4　膵損傷　34
- （4）脊髄損傷　〔八幡直志，井口浩一〕　37
  - 症例 1　頸髄損傷　37
  - 症例 2　胸髄損傷　42

3 脳卒中の救急で使う薬　46

- （1）脳出血　〔吉田信介，大宅宗一，松居　徹〕　46
  - 症例 1　左片麻痺　46
  - 症例 2　頭痛　49
  - 症例 3　意識障害　52
- （2）脳梗塞　〔山鹿哲郎，傳法倫久，野村恭一〕　55
  - 症例 1　意識障害・右片麻痺　55
  - 症例 2　進行する構音障害・左不全片麻痺　61

vii

4 小児科の救急で使う薬 〔宮本 和, 櫻井淑男〕 64

症例1 心肺停止 64
症例2 脱水（ショック） 68
症例3 鎮静・鎮痛（検査・処置） 69
症例4 痙攣重積 74
症例5 呼吸障害：上気道狭窄症状－クループ症候群 77
症例6 呼吸障害：上気道狭窄症状－アナフィラキシー 79
症例7 呼吸障害：下気道狭窄症状－気管支喘息発作 81

5 循環器内科の救急で使う薬 〔坂本 壮〕 86

症例1 動悸 86
症例2 動悸 89

6 消化器内科の救急で使う薬 〔道田知樹, 屋嘉比康治〕 92

症例1 吐血 92
症例2 肝硬変患者での意識障害 94
症例3 上腹部痛 96

7 呼吸器内科の救急で使う薬 〔倉原 優〕 101

症例1 Aspirin Exacerbated Respiratory Disease（AERD）
（アスピリン喘息） 101
症例2 COPD 増悪 106
症例3 喘息発作 109

8 腎臓内科の救急で使う薬 〔亀田慎也〕 112

症例1 急性腎障害（高カリウム血症）, うっ血性心不全 112
症例2 薬剤性腎障害 116
症例3 造影剤腎症 118

9 血液内科の救急で使う薬 〔富川武樹, 木崎昌弘〕 121

症例1 腫瘍崩壊症候群 121
症例2 血液腫瘍の脊髄圧迫による麻痺, 膀胱直腸障害 124
症例3 急性白血病 126
症例4 高カルシウム血症, 腎機能障害合併の多発性骨髄腫 128

10 感染症内科の救急で使う薬　　　〔西田裕介，岡　秀昭〕130

症例 1　発熱　　　130
症例 2　意識障害　　　134

11 内分泌内科の救急で使う薬　　　〔谷野雄亮〕137

症例 1　意識障害　　　137
症例 2　頭痛　　　139
症例 3　頭痛後の不穏　　　142

12 リウマチ・膠原病の救急で使う薬　　　〔四茂野恵奈，萩野　昇〕145

症例 1　皮下出血　　　145
症例 2　急性視力障害　　　149
症例 3　筋力低下　　　154

13 神経内科の救急で使う薬　　　〔田島孝士，野村恭一〕159

症例 1　細菌性髄膜炎　　　159
症例 2　症候性てんかん　　　165

14 形成外科の救急で使う薬　　　〔芝山浩樹〕169

症例 1　顔面挫創　　　169
症例 2　手部熱傷　　　171

15 精神科の救急で使う薬　　　〔久村正樹〕174

症例 1　意識障害　　　174
症例 2　興奮　　　177
症例 3　自殺企図　　　181

16 眼科の救急で使う薬　　　〔土手　尚，志賀　隆〕184

症例 1　片眼の充血，頭痛，嘔気　　　184
症例 2　突然発症の視力低下　　　187
症例 3　眼異物　　　189

17 皮膚科の救急で使う薬 〔土手 尚, 志賀 隆〕 192

症例 1 呼吸困難感, 嘔気, 全身の膨疹 192

症例 2 疼痛を伴う皮疹 195

18 耳鼻咽喉科・頭頸部外科の救急で使う薬 〔永田理希〕 199

症例 1 鼻出血 199

症例 2 末梢性めまい 206

症例 3 小児急性中耳炎 209

19 泌尿器科の救急で使う薬 〔上田剛士〕 213

症例 1 尿管結石発作 213

症例 2 尿路敗血症 215

症例 3 尿閉 217

症例 4 肉眼的血尿 220

症例 5 急性陰嚢症 222

20 産科の救急で使う薬 〔関 博之〕 225

症例 1 子癇 225

症例 2 産科危機的出血 229

21 婦人科の救急で使う薬 〔関 博之〕 232

症例 1 月経痛 (月経困難症) 232

症例 2 骨盤内炎症疾患 (PID) 235

22 歯科口腔外科の救急で使う薬 〔山田美喜〕 238

症例 1 外傷 238

症例 2 炎症 241

症例 3 抜歯後出血 244

症例 4 顎関節脱臼 246

事項索引 249

薬剤名索引 254

1 心停止の救急で使う薬

> **症例 1**　心停止（cardiac arrest）

使用する薬剤
▶ アドレナリン（アドレナリン®〔1mg/1mL〕, ボスミン®〔1mg/1mL〕）

【症例1-1】院内心停止（IHCA: in-hospital cardiac arrest）

症例経過

　70代男性．肺炎球菌肺炎で即日入院し，酸素投与，抗菌薬点滴加療中．深夜，詰所のモニター画面で当患者の心電図波形が揺らぎ，警告アラームが鳴ったため，看護師が訪室したところ，患者は意識がない状態であった．ただちに院内緊急コールを行い，胸骨圧迫を開始した．すぐに医療スタッフが集まった．

この症例にどう対応する？

　心停止は4つの波形に分類される．すなわち，VF（ventricular fibrillation：心室細動），pVT（pulseless ventricular tachycardia：無脈性心室頻拍），PEA（pulseless electrical activity：無脈性電気活動），asystole（心静止）である．前2者は，電気ショックによる除細動の適応がある．波形診断は，BLS（一次救命処置）からACLS（二次救命処置）に移行した最初に行うものである．
　初期波形がVF/pVTでショック適応の場合，電気的除細動が第一優先である．この場合，電気的除細動はアドレナリン投与よりも優先される．除細動までに，

表1 質の高いCPR（成人）

胸骨圧迫の速度	100〜120回/分のテンポ
胸骨圧迫の深さ	5cm以上，6cm以下（6cmを超えない）
胸骨圧迫の解除	圧迫のたびに胸郭が完全に元に戻るようにする（胸部にもたれない）
胸骨圧迫比率	60％以上（理想的には80％以上）
胸骨圧迫の中断	可能な限り中断しない，中断しても10秒以内
胸骨圧迫の交替	2分ごとに，または疲労した場合は2分未満でも圧迫担当を交替する
圧迫・換気比	胸骨圧迫30回と人工呼吸2回（高度な気道確保を伴わない場合）
人工呼吸	1回につき1秒かけて胸の上がりが見える程度，過剰な換気を避ける

　質の高いCPR（cardiopulmonary resuscitation）表1 が行われていることはいうまでもない．初回の電気的除細動でVF/pVTが持続する場合は，アドレナリンおよび抗不整脈薬投与を考慮することになる．

　初期波形がPEA/asystoleでショック非適応の場合は，アドレナリンの投与を行う．この場合のアドレナリンの投与は，早ければ早いほど，ROSC（return of spontaneous circulation）に至りやすく，生存退院例や神経予後良好群も多かったという報告がある[2]．

【症例1-2】院外心停止 (OHCA: out-of-hospital cardiac arrest)

症例経過

　救急隊からのホットラインが鳴った．「こちら○○救急です．70代女性で，現在心停止状態と思われる傷病者宅に急行中です．家族が胸骨圧迫をしているとのことです．直近の病院がそちらですので，収容可能でしょうか？　現着したら指示を頂きたいのでまた連絡します．」

この症例にどう対応（アドバイス）する？

　院外心停止の場合は，CPRとAEDによるBLSが基本となる．院外ではモニター波形診断が難しいので，電気ショックの適否については，AEDの解析に委

ねることになる.

　電気ショック適応の場合は，ショックを第一優先に行う．ショックは，気道確保や輸液路確保のために妨げられてはならない．2回目以降のAEDの解析で電気ショックの適応がある場合は，アドレナリン投与を考慮することになり，オンライン指示が必要となる．

　電気ショック非適応の場合は，質の高いCPRを継続しつつ，オンライン指示にて，点滴確保，アドレナリン投与を許可し，伝達することになる．この場合のアドレナリン投与も早期であればあるほど，ROSC率が高い．一方，1ヵ月神経予後は悪いという報告もある[3]．

　最近では，電気ショックの適否は問わない成人の院外心停止患者へのアドレナリン投与例では，プラセボに比し，ROSC率や30日生存率を改善するものの，アドレナリン投与例で重度神経障害を有する生存例が多いため，神経予後良好の生存例の割合にはプラセボと差がないという報告がある[4]．

　アドレナリンには，αアドレナリン受容体作用による末梢血管収縮で，冠動脈と脳の灌流圧を上げるという利点がある一方，βアドレナリン受容体作用により，心筋の仕事量と酸素需要量を上げてしまうという欠点がある．加えて，αアドレナリン受容体作用は，血小板を活性化して，血栓化を促進し，大脳皮質の微小血管の血流障害をきたし，CPR中およびROSC後の脳虚血を重症化させるという欠点もある．

　しかし，今のところ，心肺蘇生においてアドレナリンにとって代わる明確なものはない．

 ## 処方の原則

- **アドレナリン®（1mg/1mL），ボスミン®（1mg/1mL）**
  - 1mg（1A）でよい．高用量は推奨されない．
  - 原液を使う．
  - メインの点滴に三方活栓を2個以上使用し，1A投与後，20ccの生理食塩水で後押しする．
  - 後押しの代わりにメインの点滴を30秒間全開滴下でもよい．
  - 静脈路（IV）の確保が困難で使用できない場合は，骨髄路（IO）からの投与も推奨される．
  - 蘇生中の経過は重要なので，投与時刻は必ず記録する．

ピットフォール

- バソプレシン（ピトレシン®）をルーチンには使用しない．バソプレシン単独投与，ならびにアドレナリン・バソプレシン併用は，アドレナリン単独投与に優る利点がない．
- ステロイドのルーチン使用は推奨されない．特に院外心停止では有益性は不確定である．院内心停止例で，メチルプレドニゾロン，バソプレシン，アドレナリンを使用し，さらにROSC後のショックの患者に対して，ハイドロコルチゾンを使用した群では，アドレナリンとプラセボ使用群に比べて転帰の改善が示された[5]が，観測された結果は研究対象に特異的なものである可能性があり，バンドル治療の追試が望まれる．
- マグネシウムは，VF/pVTの時のみならず，心停止に対して，ルーチン使用は推奨されない．
- アトロピン，炭酸水素ナトリウム，カルシウムのルーチン使用は，支持されない．
- 心停止の表現として痙攣があるので，「痙攣＝鎮静薬」と安易に考えない．

Take Home Message

- 電気ショック適応例の心停止では，除細動の実施を優先する．
- 電気ショック非適応例の心停止では，速やかにアドレナリンを投与する．

参考文献

1) 成人の二次救命処置．In：日本蘇生協議会，監修．JRC蘇生ガイドライン2015．東京：医学書院；2016．p.43-174.
2) Donnino MW, Salciccioli JD, Howell MD, et al. Time to administration of epinephrine and outcome after in-hospital cardiac arrest with non-shockable rhythms: retrospective analysis of large in-hospital data registry. BMJ. 2014; 348: g3028-37.
3) Goto Y, Maeda T, Goto Y. Effects of prehospital epinephrine during out-of-hospital cardiac arrest with initial non-shockable rhythm: an observational cohort study. Crit Care. 2013; 17: R188.
4) Perkins GD, Ji C, Deakin CD, et al. A randomized trial of epinephrine in out-of-hospital cardiac arrest. N Engl J Med. 2018; 379: 711-21.

5) Mentzelopoulos SD, Malachias S, Chamos C, et al. Vasopressin, steroids, and epinephrine and neurologically favorable survival after in-hospital cardiac arrest: a randomized clinical trial. JAMA. 2013; 310: 270-9.

症例2　難治性 VF/pVT（refractory ventricular fibrillation/pulseless ventricular tachycardia）

使用する薬剤

- アドレナリン（アドレナリン®〔1mg/1mL〕, ボスミン®〔1mg/1mL〕）
- アミオダロン（アンカロン®〔150mg/3mL〕）
- リドカイン（2%リドカイン®〔100mg/5mL〕）
- ニフェカラント（シンビット®〔50mg〕）

使用することのある薬剤

- 硫酸マグネシウム（マグネゾール®）

 症例経過

70代女性の心停止患者が搬送されてきた．病着までに救急隊のAEDにより2回ショックされている．搬入時，モニターにてVF持続しており，院内の除細動器で，電気ショックを行ったが，まだVFが持続している．

 この症例にどう対応する？

本症例は，難治性VF/pVTであり，一般に「3連続あるいは初回のショックで停止できないVF/pVT」と定義される．最近では，「1回以上のショック後も持続ないし再発するVF/pVT」ともいわれている．

VF/pVTに対する絶対的な治療は電気ショックによる早期の除細動であり，可能であれば2回目以降の除細動時のエネルギー量を上げることは合理的であると提案されている．

難治性VF/pVTの場合は，アドレナリンや抗不整脈薬による薬物療法を検討

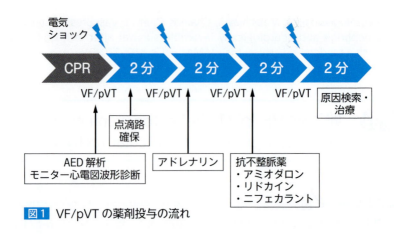

図1 VF/pVT の薬剤投与の流れ

表2 心停止の原因

6Hs	6Ts
Hyper-/Hypokalemia：カリウム異常	Toxins：中毒
Hypoxia：低酸素	Tamponade：心タンポナーデ
Hypovolemia：脱水，出血	Thrombosis：心筋梗塞
Hypothermia：低体温	Thromboembolism：肺動脈血栓塞栓症
Hydrogen ion：アシドーシス	Tension pneumothorax：緊張性気胸
Hypoglycemia：低血糖	Trauma：外傷

してもよいとされている．ただし，投与のタイミングには注意が必要である 図1．

　AHA（American Heart Association）のガイドラインでは，抗不整脈薬にアミオダロンのみが推奨されていたが，2018年の重点的アップデートでリドカインの推奨も同等に明記された[1]．

　我が国の JRC（Japan Resuscitation Council）蘇生ガイドラインでは，アミオダロンとその代替治療薬として，ニフェカラントとリドカインが提案されている[2]．

　しかしながら，いずれの抗不整脈薬に関しても，エビデンスが乏しく，洞調律化は図れることがあっても，心停止患者の生存退院や良好な神経予後の改善には，寄与していないことに留意しておく必要がある．原因検索が何よりも重要である 表2．

　JRC や AHA の現ガイドラインには推奨はないが，難治性 VF に対して，β遮

断薬の使用が予後を改善させるという報告がある．ACLS 中，内因性にも外因性にも体内のカテコラミン濃度が上昇し，交感神経賦活化状態になっている．これにより生じる β アドレナリン受容体作用が心筋酸素需要量を増加させ，心筋を傷害したり VF への閾値を低下させたりする．いわゆる electric storm 状態である．よって，心停止中，β 遮断薬により，賦活化状態にある心筋の β アドレナリン受容体を遮断することは効果的ではないだろうかという考えによる．エスモロール（ブレビブロック®）という β 遮断薬が有効であったという報告があるが，まだ議論の余地がある[3,4]．

処方の原則

- 投与方法は，静脈路であっても，骨髄路であってもどちらでもよい．
- 薬剤投与後は 20cc の生理食塩水で後押し，またはメインの点滴を 30 秒間全開で滴下する．

● **アドレナリン®（1mg/1mL），ボスミン®（1mg/1mL）**
- 1mg を原液のまま投与する．

● **アンカロン®（150mg/3mL）**
- 300mg または 5mg/kg を 5％ブドウ糖液 20cc で溶解して投与する．
- 追加投与の場合は，150mg または 2.5mg/kg を投与する．
- 生理食塩水で溶解すると沈殿を生じるので注意する．

● **2％リドカイン®（100mg/5mL）**
- 1 〜 1.5mg/kg を静注する．
- 追加投与の場合は，初回量の半分量を 2 回まで投与してよい．
- 最大 3mg/kg まで．

● **シンビット®（50mg）**
- 初回投与量は 0.3mg/kg を 5 分で静投与する．
- 初回投与量が有効であった場合は，0.4mg/kg/ 時で持続投与する．
- QT 延長による Torsades de Pointes（TdP）を誘発するリスクがある．

● **マグネゾール®**
- VF/pVT に対してルーチン使用は推奨されないが，TdP の場合には使用を考慮してもよい．
- 1 〜 2g を 5％ブドウ糖液 10cc で溶解して投与する．

ピットフォール

- 薬剤投与をショックより優先させてはいけない.
- 薬剤投与は2回目のショック施行後に投与することになっている.
- 特に2回目のショック適応時は，ショック施行前にアドレナリンを投与した場合は予後を悪化させるという報告がある[5].
- VTや多源性VTにみえて，まだ患者が話している場合は高K血症を必ず除外する．高K血症の場合アンカロンやキシロカインは禁忌である.

Take Home Message

- VF/pVTの時は，速やかに電気的除細動を行う.
- 難治性VF/pVTの時には，アミオダロン，リドカイン，あるいはニフェカラントを投与する.
- ACLSの流れにおいて，抗不整脈薬投与のタイミングを間違えない.
- 原因検索を忘れない.

参考文献

1) Panchal AR, Berg KM, Kudenchuk PJ, et al. 2018 American Heart Association Focused Update on Advanced Cardiovascular Life Support Use of Antiarrhythmic Drugs During and Immediately After Cardiac Arrest: An Update to the American Heart Association Guidelines for Cardiopulmonary Resuscitation and Emergency Cardiovascular Care. Circulation. 2018; 138: e740-9.
2) 日本蘇生協議会，監修．成人の二次救命処置．In: JRC蘇生ガイドライン2015．東京: 医学書院; 2016. p.43-174.
3) Driver BE, Debaty G, Plummer DW, et al. Use of esmolol after failure of standard cardiopulmonary resuscitation to treat patients with refractory ventricular fibrillation. Resuscitation. 2014; 85: 1337-41.
4) Lee YH, Lee KJ, Min YH, et al. Refractory ventricular fibrillation treated with esmolol. Resuscitation. 2016; 107: 150-5.
5) Andersen LW, Kurth T, Chase M, et al. Early administration of epinephrine (adrenaline) in patients with cardiac arrest with initial shockable rhythm in hospital: propensity score matched analysis. BMJ. 2016; 353: i1577.

症例3　PEA（無脈性電気活動）/asystole（心静止）

使用する薬剤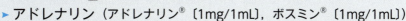
▶ アドレナリン（アドレナリン®〔1mg/1mL〕，ボスミン®〔1mg/1mL〕）

【症例3-1】PEA

　症例経過

70代女性．左大腿骨頸部骨折で入院し，手術後，ベッドサイドのリハビリも軌道に乗ってきたため，広いリハビリ室へ移動し，歩行訓練中に意識消失した．リハビリスタッフがすぐに駆けつけるも，意識はなく，ただちに院内緊急コールを行い，CPRを開始した．AED解析ではショックは不要であった．隣接の救急室へ運ばれ，モニター装着したところ，PEAであった．

　この症例にどう対応する？

PEAは心臓の電気的活動は認めるものの，有効な心拍出がない状態である．ショック非適応の波形であり，良質のCPRを行いつつ，薬剤投与路を確保し，いち早くアドレナリンを投与することが重要である．

以降，ROSCを得られない場合は原因検索とその治療を同時並行で行っていく必要がある．患者の身体所見，カルテ，家族からの情報聴取，簡易検査（血液検査，血液ガス分析，血糖，ポータブルX線，エコーなど）で状況把握を行う（「か」の頭文字で連想するとよい）．

PEA波形のQRS幅をwide（広い）とnarrow（狭い）に分けて，原因のあたりを探るという方法がある．Wide QRS波は高カリウム血症を，narrow QRS波は肺動脈血栓塞栓症，循環血液量減少（脱水や出血），心タンポナーデ，緊張性気胸をそれぞれ示唆することがある[1]．

他に，心臓超音波検査で原因検索を行うという方法がある．JRC蘇生ガイドラインでは，【弱い推奨，非常に低いエビデンス】としながらも，「心臓超音波検

査は，標準的な ACLS を妨害することなく実施可能であれば，可逆性の原因の可能性を同定するための追加的診断機器として考慮されうることを提案する」とある[2]．

一例であるが，ACLS 中に行う point-of-care-ultrasound（POCUS）として紹介されている the CASA（cardiac arrest sonographic assessment）exam を挙げてみる[3]．

CASA では，CPR 中断中に評価する項目〔Ⅰ〕と CPR 中に評価する項目〔Ⅱ〕がある 図2 ．前者〔Ⅰ〕では①心タンポナーデ，②肺塞栓症，③ cardiac activity（心筋の動き）を，後者〔Ⅱ〕では緊張性気胸と FAST による腹腔内出血（腹部大動脈瘤や異所性妊娠の破裂）の検索を評価項目に挙げている．CPR 中断は 10 秒以内であり，その間で〔Ⅰ〕項目を順に評価しなければならない．心タンポナーデによる PEA の生存退院率は 15.4％，肺塞栓では 6.7％であり，一般的な PEA の生存退院率 1.3％より高く，早期の同定治療が望ましいことによる．セクタ型プローブを用いて，subxiphoid view（剣状突起下心窩部像）で走査するのが好まれる．走査中に評価を行うのは困難なので，録画機能を用いて，適切な動画を 6 秒間記録し，評価は CPR 中に動画を再生して行うとよい．〔Ⅱ〕項目は，必要に応じて適宜 CPR 中に行う．みるべき所見を 表3 に示す．

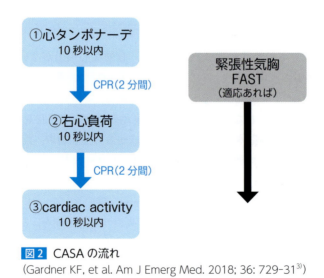

図2　CASA の流れ
(Gardner KF, et al. Am J Emerg Med. 2018; 36: 729-31[3])

表3 CASA でみるところ

	評価項目	画像所見
[I] CPR 中断中に評価	心タンポナーデ	心嚢液貯留 拡張期早期の右室の虚脱
	右室負荷	右室の拡張 右室より縮小した左室
	cardiac activity	心筋の動き，または細動
[II] CPR 中に評価	緊張性気胸	肺のスライディングの欠如
	腹腔内出血（FAST）	肝腎境界，脾腎境界，膀胱周囲の free echo space

【症例 3-2】Asystole

症例経過

　80代男性．朝になっても起きてこないので，家族が訪室したところ，意識がない状態であったため，救急要請．救急隊到着時，心停止状態にて，CPRを実施，AEDの解析結果は，ショック不適応であったため，オンライン指示を得て，点滴路を確保し，アドレナリンを投与して，直近の病院へ搬送された．来院後の再評価にて，モニター上，心静止であった．

この症例にどう対応する？

　心静止は，心臓の電気的な活動がみられない状態であり，PEAと同じくショック非適応の波形であり，この場合も良質のCPRを行いつつ，薬剤投与路を確保し，いち早くアドレナリンを投与することが重要である．

　真の心静止か否かを確認するために，心電図モニターのリード接続，感度や誘導を確認する必要がある．感度を上げたり，エコーで心臓の細動をみたりすることで，VFを察知することがあるので，見逃さないようにする．

　初期波形がVF，pVTの時に比べ，PEA，心静止は予後が悪い．その中でも，心静止はPEAより予後が悪い．長時間，心静止の状態であった場合は，ROSCはきわめて厳しいが，心停止に至っても早期にBLSによる介入ができた場合は，

ショック適応のリズムに変化して，ショック後ROSCに至るということもあるので，最終健常時刻や心停止覚知時刻など，経過の把握は重要となる[4,5]．

 処方の原則

● アドレナリン®（1mg/1mL），ボスミン®（1mg/1mL）
- 1回1mgを原液で使用する．
- 薬剤投与後は20ccの生理食塩水で後押し，またはメインの点滴を30秒間全開で滴下する．
- PEA/asytoleが持続する時は，3～5分間おきに投与する 図3．
- IHCAの場合，投与間隔が長い方が，成人では生存率が向上するという報告[6]や小児では生存退院率が向上するという報告[7]がある．

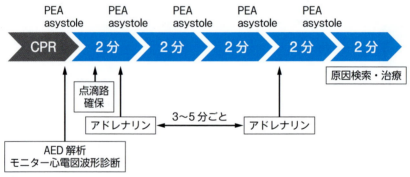

図3 PEA/asystoleの薬剤投与の流れ

 ピットフォール

- 徐脈性PEAやasystoleでは，アトロピン使用に有益性はない．

Take Home Message
- PEA，asystoleの場合は，速やかにアドレナリン投与を行う．
- ACLSと並行して，原因の検索と治療を行う．
- 原因検索にエコーは有用だが，胸骨圧迫の中断時間（10秒以下）を守る．

参考文献

1) Littmann L, Bustin DJ, Haley MW. A simplified and structured teaching tool for the evaluation and management of pulseless electrical activity. Med Princ Pract. 2014; 23: 1-6.

2) 日本蘇生協議会, 監修. 成人の二次救命処置. In: JRC 蘇生ガイドライン 2015. 東京: 医学書院; 2016. p.43-174.

3) Gardner KF, Clattenburg EJ, Wroe P, et al. The Cardiac Arrest Sonographic Assessment (CASA) exam – A standardized approach to the use of ultrasound in PEA. Am J Emerg Med. 2018; 36: 729-31.

4) Andrew E, Nehme Z, Lijovic M, et al. Outcomes following out-of-hospital cardiac arrest with an initial cardiac rhythm of asystole or pulseless electrical activity in Victoria, Australia. Resuscitation. 2014; 85: 1633-9.

5) Luo S, Zhang Y, Zhang W, et al. Prognostic significance of spontaneous shockable rhythm conversion in adult out-of-hospital cardiac arrest patients with initial non-shockable heart rhythms: A systematic review and meta-analysis. Resuscitation. 2017; 121: 1-8.

6) Warren SA, Huszti E, Bradley SM, et al. Adrenaline (epinephrine) dosing period and survival after in-hospital cardiac arrest: a retrospective review of prospectively collected data. Resuscitation. 2014; 85: 350-8.

7) Hoyme DB, Patel SS, Samson RA, et al. Epinephrine dosing interval and survival outcomes during pediatric in-hospital cardiac arrest. Resuscitation. 2017; 117: 18-23.

〔森田浩史, 林　寛之〕

2 重症外傷の救急で使う薬
(1) 多発外傷（総論）

症例1　多発外傷

使用する薬剤
- RBC，FFP，PC
- アドレナリン，ノルアドレナリン，ネオシネジン
- フィブリノーゲン（フィブリノゲン HT 静注用 1g「JB」）
- 乾燥濃縮人血液凝固第XIII因子製剤（フィブロガミン®P 静注用）
- 遺伝子組換え活性型血液凝固第VII因子製剤
  （ノボセブン®HI 静注用 1mg, 2mg, 5mg）

症例経過

後述される各臓器損傷の症例を参照されたい．

この症例にどう対応する？

　多発外傷における最大にして唯一の対応は，患者の生理学的異常を改善させることである．すなわち気道・呼吸・循環管理の徹底が，予後の改善に大きく関与する．急性期における外傷死の最大要因は出血コントロールの失敗である．大量出血に対してどう立ち向かうか？　それが肝要である．

　大量出血による外傷性急性凝固障害に対して，止血に主眼を置いた damage control resuscitation（DCR）が提案され，現在の外傷蘇生の主流となっている．DCR の原則には，低体温の回避，permissive hypotension，血漿：赤血球比率を 1：1 で先制的に血漿を投与する大量輸血プロトコル（MTP），止血のため

の血液製剤の使用，トラネキサム酸の使用などが提案されている．本邦の一般的な外傷診療では massive transfusion protocol（MTP）による機能的止血に加え，focused assessment with sonography for trauma（FAST）で胸腔内・腹腔内出血を確認すれば，初療室で緊急開胸/開腹止血術が多い．そこではガーゼパッキングなどの damage control surgery（DCS）が行われており，止血までの時間短縮を第一目的とした戦略が取られ（例：臓器を摘出する，血管を結紮する），初回手術は止血と汚染のコントロールに制限される．その後集中治療室での resuscitation により低体温・凝固障害・アシドーシスから回復させ，48時間以内に2期的に根治的修復術を施行する方針が一般的である．各凝固因子製剤の投与に関しては一般的な立ち位置は以下の通りである．フィブリノーゲン製剤は欧州のガイドラインで推奨されている．本邦では保険適応も含めて今後の認可が期待される．ノボセブンの文献的示唆は，Boffard らが大量輸血を要した鈍的外傷患者143例を対象に第Ⅶ因子製剤の投与の有無で比較検討したところ，投与群で赤血球輸血量が有意に減少したが，死亡率では有意差を認めなかったと報告している．強調したいのは，凝固因子の中で一番 key になるのはフィブリノーゲンということである．

　当施設では，循環動態が不安定な重症多発外傷症例に対して，JETEC が推奨する止血までの時間短縮を最重要視した治療戦略（CT 省略や初療室手術）は避け，通常の MTP に加えてフィブリノーゲン製剤投与と昇圧薬使用を併用することで，coagulopathy の回避および mandatory CT を達成し，一期的根治修復術を可能としている．後述する症例も当施設での治療戦略に基づいた原則を提示している．一般的な臓器損傷への対応と比較して勉強したい読者は他書も併用して参照していただけると幸いである．

対応の原則

- 循環動態が不安定な重症多発外傷症例では，機能的止血（MTP）と機械的止血（surgical or catheter intervention）の両輪が遅滞なく行われることが肝要である．
- MTP および interventional hemostasis に加え，フィブリノーゲン製剤の先制投与や早期昇圧薬使用を行うことで，循環動態がきわめて不安定な状態でも CT を撮像することは可能であり，CT 所見がその後の止血戦略を決定する上で必要不可欠である．

ピットフォール

- 血圧の絶対値のみをみて vital signs が安定していると判断するのは早計である．
- 特に挿管時の鎮静薬，鎮痛薬の使用には注意が必要．輸血や昇圧薬の準備なしで挿管した場合に，一瞬にしてホメオスターシスが崩れるために，心肺停止になる場合もある．
- 当施設の戦略は，他施設とは一線を画しており，すべての施設で普遍的になされるべきものではないものと考えている．

Take Home Message

- 重症外傷では輸血制限は禁忌であり，RBC：FFP：PC ＝ 1：1：1 を意識した輸血中心の resuscitation が原則である．
- 機能的止血においてフィブリノーゲン製剤は展望のある治療薬である
- 重症多発外傷こそ CT 撮像が不可欠であり，詳細な読影能力のもと，緻密な止血戦略を立てる必要がある．

参考文献
1) 日本外傷学会，監修，日本外傷学会外傷専門診療ガイドライン編集委員会，編．外傷治療戦略と戦術．In: 外傷専門診療ガイドライン JETEC．東京：へるす出版；2014. p.33-49.
2) Yamamoto K, Yamaguchi A, Sawano M, et al. Pre-emptive administration of fibrinogen concentrate contributes to improved prognosis in patients with severe trauma. Trauma Surg Acute Care Open. 2016; 1: e000037.

〔今本俊郎〕

2 重症外傷の救急で使う薬
(2) 頭部外傷

症例 1　内科的加療で診る頭部外傷

使用する薬剤
- トラネキサム酸（トランサミン®）
- アセトアミノフェン（アセリオ®）
- メトクロプラミド（プリンペラン®，テルペラン®）
- ファモチジン（ガスター®），ラニチジン（ザンタック®）

症例経過

　34歳女性．自転車に乗って交差点の横断歩道を渡っていたところ，後方から左折してきたバイクにはねられ受傷．救急隊接触時，Glasgow Coma Scale（GCS）E3V4M6，その他バイタルは安定しており，瞳孔は両側とも3mmで対光反射はpromptであった．病院搬入時，バイタルに大きな変化はなし，GCSはE4V5M6まで改善するも事故のことを覚えておらず，頭痛と嘔気を訴えている．左後頭部に皮下血腫を認めるが，顔面以下の明らかな外傷や四肢・顔面の神経所見はなし．全身精査の結果，外傷性くも膜下出血（T-SAH）の診断に至り，経過観察入院となる．

この症例にどう対応する？

　いうまでもなく，救急患者ではバイタルの安定が最優先となる．意識障害のあるような患者では，そこに目が行ってしまい，ついつい頭蓋内病変の検索を急いでしまいがちだが，呼吸循環動態が不安定な中での"移動を伴う検査"には常に

危険が付きまとう．CT 検査が結果的に「C（死）の Tunnel（トンネル）」にならないよう，頭部外傷患者に限らず，すべての救急患者で気道・呼吸・循環の評価が優先される．救急の世界で ABC というキーワードが耳にタコができるほど聞かされるのは，これをないがしろにすると痛い目をみるからである．内因性であれ外因性であれ，意識障害の検索や対応が ABC 評価よりも優先されるケースは万にひとつもない．本症例ではこの ABC が安定しており，頭部 CT を施行したところ T-SAH の診断に至ったものである．

　T-SAH の出血が硬膜下に波及して脳実質を圧迫したり，脳室内に波及して水頭症に至ることは多くはなく，ほとんどの場合において安静および薬物による内科的治療によって出血を増悪させないことが主体となる．まず出血に対する投薬としては止血薬が挙げられる．「アドナ・トランサミン」という半ば合言葉のようになっている組み合わせを救急外来で聞いたことがあるのでないだろうか．トラネキサム酸（トランサミン®）に関しては，線溶系においてプラスミノーゲンがフィブリン血栓に吸着してプラスミンに活性化される過程でその吸着を阻害する作用をもち，有名な CRASH-2 trial という RCT で重症出血患者への有効性が証明された．一方，アドナに関しては血管壁を強化するという効果が謳われているが，出血病変に対する有効性を示した臨床試験はない．

　次に頭痛・嘔気に対する投薬だが，これらの症状は頭蓋内圧が亢進すると生ずるので本来は脳圧降下薬を用いるべきだが，後述するように薬剤によって尿量が増加したり Na 濃度が上昇したりと様々な変化を伴うため，この程度の頭部外傷に伴う諸症状であれば，アセトアミノフェン（アセリオ®）やメトクロプラミド（プリンペラン®，テルペラン®）などで対応することも多い．後者は消化管運動改善薬のイメージが強いが，第四脳室底にある化学受容器引き金帯に作用し，延髄の嘔吐中枢への刺激を抑制するので，効果は十分得られる．これらの薬剤は CT 画像から推測される脳圧状態や症状の強さから投薬内容を変えればよいと思われる．

　最後に，頭蓋内出血のストレスで引き起こされる Cushing 潰瘍の予防として，抗潰瘍薬の投与を忘れてはいけない．H_2 ブロッカーでもプロトンポンプ阻害薬でもよいが，後者は *Clostridium difficile* 関連下痢症の発症を増加させるリスクが指摘されているので，さしあたりは前者の投与でよい．腎機能障害があれば減量し，肝障害が出現したら変更すれば問題ない．

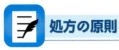 処方の原則

● トラネキサム酸（トランサミン®）
- 受傷後3時間以内であれば投与する（それ以降の投与ではかえって出血死のリスクが上昇してしまう）．
- 1gを10分かけて投与し，さらにもう1gを8時間かけて追加投与する．
- 止血薬という響きから血栓イベントが増えそうな気もするが，動脈系血栓のリスクはむしろ減少する．ちなみに静脈系血栓のリスクは有意差なし．

● アセトアミノフェン（アセリオ®）
- 1本1000mgを15分かけて点滴投与，1日4バッグまで投与可．
- アスピリン喘息の既往があれば禁忌．

● メトクロプラミド（プリンペラン®，テルペラン®）
- 1A 10mgを静注，1日2回まで投与可．
- 即効性がありさまざまな状況で頻用されるが，下記の錐体外路症状が時として現れるため注意が必要．
  アカシジア：イライラ・ソワソワ・ムズムズなどの"落ち着かなさ"
  ジストニア：眼位異常，顔が歪む，首が回る，背中が反るなど局所的筋緊張による"変な姿勢"
  ジスキネジア：瞬きを繰り返す，唇をすぼめる，歯を食いしばる，舌を突き出すなど顔周りを中心とした不随意運動による"おかしな動き"
  パーキンソニズム：歩きにくい，転びやすい，手が震えるなどの"動かしづらさ"

● ファモチジン（ガスター®），ラニチジン（ザンタック®）
- 1A 20mgを1日2回投与．
- 腎機能障害患者：60＞Ccr＞30では1日1回，30≧Ccrではさらに減量するか他剤を検討．

 ピットフォール

- 当初はT-SAHのみであっても，抗血栓薬を常用している患者では後に他部位に血腫を作ったり，受傷エネルギーが大きかった患者ではびまん性脳腫脹の様相を呈したりと，さまざまなバリエーションが想定される．内科的保存

加療で対応できる頭部外傷であっても，意識状態の変化には常に注意を払わなければならない．
- 一般的に GCS が 8 点以下だと重症とされるが，それよりも点数が高い状態であっても嘔吐を繰り返していて気道に不安がある場合は，気管挿管を躊躇してはならない．ABC の優先順位からいうと，その状態のまま経過を診ることは，SpO_2 が 80％台あるいは血圧が 70 台のまま放っておくことよりも罪は重い．

Take Home Message

- 救急患者の基本はバイタルの安定化が最優先．
- 頭部外傷患者への投薬の first step は，止血薬と抗潰瘍薬の 2 つ．
- トラネキサム酸の投与タイミングやメトクロプラミドの副作用に注意．

症例 2　外科的治療を要する頭部外傷

使用する薬剤

- グリセリン（グリセオール®）
- マンニトール（マンニゲン®）
- ミダゾラム（ドルミカム®）
- プロポフォール（ディプリバン®）
- デクスメデトミジン（プレセデックス®）
- ケタミン（ケタラール®）
- ホスフェニトイン（ホストイン®）

症例経過

76 歳男性．自宅の庭で柿の木に登って剪定中，枝が折れて地面に墜落．物音を聞きつけた家族がみつけ救急要請．救急隊接触時，不穏状態で血圧測定でき

ず，嘔吐痕があり SpO₂ が ambient air で 88％であった．病院搬入時，人工換気をされているが体動多く SpO₂ は安定せず．循環動態に大きな異常は認めないが，左手足のみ逃避反応を認め GCS は E1V2M4，瞳孔が右 3mm/ 左 6mm，対光反射は左が消失している状態．左頭頂部に挫創を認める以外は体表面上に大きな損傷はなく，超音波にて体腔内の液体貯留はなし．

全身精査の結果，mid-line shift を伴う左の急性硬膜下血腫の診断に至り，手術目的に入院となる．

この症例にどう対応する？

本症例は誤嚥を疑わせる所見に加えて高度の意識障害を認めているため，サッと神経所見をとったら即座に気管挿管するべきである．

止血薬と抗潰瘍薬の考え方は症例 1 と同じなので割愛するが，手術室に向かうまでに他にできることは脳圧降下薬の投与である．脳圧降下薬にはグリセリン（グリセオール®）やマンニトール（マンニゲン®）などがあり，少し古いデータではあるが前者が投与を開始して約 2 時間後に頭蓋内圧が最小となって約 6 時間効果が持続するのに対し，後者は約 40 ～ 50 分後に最小となって約 3 時間持続するとされている．よって，外減圧までの"つなぎ"では，即効性がありグリセリンよりも若干頭蓋内圧降下作用の強いマンニトールがよく用いられる．一方，グリセリンは外減圧後や保存的加療を選択した場合に反復投与することで持続的に脳圧を低下させたい場合に使われる．

ここからは術後の薬物治療について説明する．受傷から約 72 時間前後で脳浮腫はピークを迎えるといわれており，その山を越えるまでは体動などによる血圧変化を避けるために鎮静管理を求められることが多い．鎮静薬としてはミダゾラム（ドルミカム®），プロポフォール（ディプリバン®），デクスメデトミジン（プレセデックス®）の 3 つがよく比較される．前二者はデクスメデトミジンに比して鎮静作用は強いが循環抑制作用も強い．また後二者はミダゾラムに比して投与を終えた時の効果のキレのよさが利点である．一般的にどの鎮静薬を使っても血圧は下がってしまうが，唯一血圧上昇という副作用をもつケタミン（ケタラール®）については，"頭蓋内圧も上げてしまう"ということで，これまで伝統的に頭部外傷に対しては使用が避けられてきた．しかし近年の研究で，「適切な呼吸管理の基に使用する場合は，頭蓋内圧の上昇は認められない」と報告されている．集中治療における鎮静薬としての適応はないが，麻酔導入時においては，選択肢の

1つとして検討してもよい．鎮静薬と同時に鎮痛薬を併用することも重要である．気管挿管している以上，咽頭違和感が軽減される程度の鎮痛薬は投与しておきたい．麻薬性オピオイド薬の中で最も効果の高いフェンタニルがさまざまな場面で有用である．同じ麻酔系薬剤でも筋弛緩薬については，脳平温/低温療法におけるシバリング出現時などで使われることはあっても，ルーチンで投与することは推奨されていない．

次に脳圧管理についてだが，代表的な脳圧降下薬の2剤については先述した相違点の他にも，グリセリンはNa含有量が多く，糖分が含まれる点が特徴的であり，マンニトールは利尿作用が強く，リバウンド現象を起こすことが知られている．脳圧は他にも血圧の影響を受けたり，鎮静の度合によっても上下するので，1：1対応ではなく総合的な薬剤調整が必要となる．目標とするのは，頭蓋内圧（ICP）を20mmHg以下に抑えることと脳灌流圧（CPP）をおおむね60mmHg以上に保つことである．

最後に抗てんかん薬（AED）について述べる．AEDは受傷後1週間以内に発症する早期てんかんの予防としては推奨されているが，受傷後8日以降の晩期てんかんの予防としては推奨されていない．よって1週間という投与期間にはなるが，フェニトイン（アレビアチン®，ホストイン®）の経静脈投与が勧められている．かつてはアレビアチン®が主軸として使われていたが，強アルカリ性のため血管外に漏出した時に組織壊死をきたすことから，現在はホストイン®が頻用されている．我が国で経静脈投与が可能なAEDとして，フェノバルビタール（フェノバール®）もあるが，こちらは早期てんかんの予防効果は否定されている．また晩期てんかんの予防薬については，現時点で明らかなエビデンスをもった報告はない．

 処方の原則

- 鎮静薬に関しては自施設で使い慣れた組成で使用し，患者の状態に合わせて量を調整する．
- ● グリセリン（グリセオール®）
  - 長期間の持続的な脳圧降下を期待して用いる．
  - 1日当たり1000mLまでを自施設で採用している用量の点滴で分割投与する（最大250mL/時）．
  - 甘くてしょっぱい濃い液体なので，高血糖と高Na血症に注意．

- **マンニトール（マンニゲン®）**
  - 短期間の一時的な脳圧降下を期待して用いる．
  - 成人患者なら15％製剤でも20％製剤でも300mL 1本落とすくらいでよい（最大2000mL/時≒全開）．
  - 多尿による電解質異常やリバウンド現象に注意．
- **ミダゾラム（ドルミカム®）**
  - 作用時間は2時間．血圧低下に注意．拮抗薬が存在する．
  - 組織へ蓄積しやすく，持続投与後は覚醒が遅延することがある．
- **プロポフォール（ディプリバン®）**
  - 作用時間は5〜10分．血圧低下に注意．卵・大豆・ココナッツアレルギー患者には使用不可．
  - 血管痛，トリグリセリド上昇，propofol infusion syndromeなどの副作用あり．
- **デクスメデトミジン（プレセデックス®）**
  - 持続投与を開始する時は急速飽和が有用．徐脈に注意．
  - 鎮静効果は弱めなので単剤では抑えきれないことがある．せん妄の合併症は少ない．
- **ケタミン（ケタラール®）**
  - 鎮痛作用を併せもつ．唯一，血圧上昇に注意．悪夢をみることがある．
  - 全身麻酔の導入には使用できるが，集中治療における人工呼吸中の鎮静には現状適応なし．
- **ホスフェニトイン（ホストイン®）**
  - てんかん発作の発現抑制としては初回15〜18mg/kg，維持で5〜7.5mg/kgを投与．
  - 希釈は生食でも糖液でも細胞外液でも何でもよいので，1V 750mgあたり10分以上かけて投与．

ピットフォール

- ここでは主に薬剤を中心とした治療しか述べていないが，当り前のことながら神経集中治療は患者の体位から始まり呼吸器設定や栄養管理までを網羅するtotal coordinateの1つである．1〜2週間の管理の中でたとえ10分でも脳保護がおろそかになると良好な神経学的予後が得られないことを肝に銘じるべきである．

- 単独頭部外傷では上記の原則を基にシンプルに対応すればよいが，多発外傷においてはそうもいっていられない．大量輸液 / 輸血によって血圧は変動するであろうし，出血病変が多ければ凝固線溶系への影響も避けられない．その時，その場合で risk-benefit ratio を検討し，時には非 routine な対応を取らざるを得ない場合があることを認識することが，最良の全身管理への一歩である．

Take Home Message

- 神経集中治療は薬物治療のみならず total coordinate が必要．
- 鎮静薬はまずは使い慣れること，そして AED はエビデンスに基づいた使用法を．
- 多発外傷では他部位への影響を常に検討することが重要．

参考文献

1) Roberts I, Shakur H, Coats T, et al. The CRASH-2 trial: a randomised controlled trial and economic evaluation of the effects of tranexamic acid on death, vascular occlusive events and transfusion requirement in bleeding trauma patients. Health Technol Assess. 2013 ; 17: 1-79.
2) Sorani MD, Manley GT. Dose-response relationship of mannitol and intracranial pressure: a metaanalysis. J Neurosurg. 2008 ; 108: 80-7.
3) 石井昌三，坪川孝志，都留美都雄，他．グリセロール（CG-A30）の頭蓋内圧亢進に対する臨床効果；とくにマンニットールとの二重盲検法による薬効検定．新薬と臨牀．1977; 26: 1791-815.
4) Chang LC, Raty SR, Ortiz J, et al. The emerging use of ketamine for anesthesia and sedation in traumatic brain injuries. CNS Neurosci Ther. 2013; 19: 390-5.
5) 日本脳神経外科学会，日本脳神経外傷学会，監修．重症頭部外傷治療・管理のガイドライン．第 3 版．東京: 医学書院; 2013.

〔平松玄太郎〕

2 重症外傷の救急で使う薬
（3）臓器損傷

> **症例 1** 　肝損傷

使用する薬剤
▶ なし

症例経過

　70歳男性が飲酒して自宅に帰宅後，誤って2階の窓（高さ4m）から転落して受傷した．妻が発見して深夜に救急搬送された．来院時の血圧 57/42mmHg，脈拍 100/分，呼吸数 35/分，SpO_2 99 %（10L），GCS 14点（E3V5M6），体温 35.4℃であった．大量輸血ルート確保のため，大腿静脈に 8Fr のVシース，右内頚静脈に中心静脈路を確保した．O型異型輸血を開始し，同時にフィブリノーゲン製剤 3g 投与，ノルアドレナリンの持続投与を開始して，循環動態をある程度安定化させて造影CTを施行した 図1 ．大量腹腔内出血を伴う肝損傷および

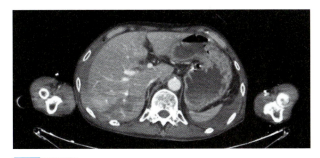

図1 肝損傷
血管外漏出像を認めており，裂傷は肝実質深くまで及んでいる．

外傷性血気胸，骨盤骨折の診断で，胸腔ドレーン留置後，気管挿管し，手術室で緊急開腹術施行となった．肝 S7 を中心とした laceration があり S7 亜区域切除を施行した．

その後，複数回の四肢骨折に対する内固定を行い術後 1 週間で ICU 退室し，経過は良好で術後 1 カ月でリハビリ病院に転院となった．

この症例にどう対応する？

造影 CT で肝損傷と診断したならば，次に考えるのは循環動態が安定しているか否かである．循環動態が不安定な場合には，輸液投与は最低限にして速やかに輸血を開始する．また大量出血による coagulopathy を常に念頭に置いて，凝固因子の補充を行う（FFP, フィブリノーゲン製剤）．EAST practical management では，安定しているならば non operative management（NOM）を考慮する．不安定な場合には operative management（OM）を考慮するとされている．NOM とした場合も，CT 所見で血管外漏出像を認める場合には TAE を行う．OM がすぐに可能かどうかで次の戦略が変わる．可能であれば OM に進むが，他部位の損傷で TAE が必要であったり，手術室の準備に時間がかかったり，外科医が揃っていない場合は TAE を経て OM へ進むこととなる 図2．

循環動態が不安定な肝損傷では damage control surgery が推奨されており，perihepatic packing（PHP）が行われることが多いが，当施設では PHP で終了す

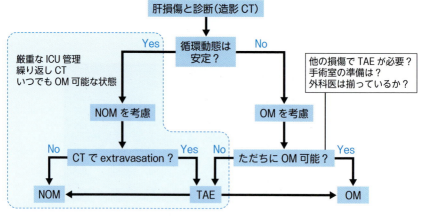

図2 鈍的肝損傷の治療戦略（筆者施設での）

ることはなく，一期的止血術（肝縫合もしくは肝切除）を原則としている．一期的に肝切除術が行われて，速やかに離床も進み，合併症を起こすことなく退院となった．

対応の原則

- DCRで使用する薬剤（輸血，昇圧薬，フィブリノーゲン製剤）以外に，肝損傷に特化した治療薬は存在しない．
- 循環動態不安定な肝損傷に対する治療原則は surgical intervention である．
- NOM（TAE含む）でも胆道合併症や胸水貯留などで病悩期間が長くなることがある．
- 前述のフィブリノーゲン製剤使用により機能的止血が強固なものとなり，一期的修復術が可能になっている．

ピットフォール

- 鋭的損傷は鈍的肝損傷とは治療戦略が異なり，原則手術が行われるべきである．鋭的損傷はグリソン鞘の損傷を起こすことが鈍的損傷に比して多く，胆汁漏，仮性動脈瘤や動脈門脈瘻の危険性が高まる．

Take Home Message

- 損傷形態が鋭的か鈍的か，循環動態が安定しているか否か，血管外漏出像を認めるか否かで OM か NOM か判断をする．
- 出血だけではなく，遅発性に起こりうる合併症（胆汁漏や仮性動脈瘤）まで考えて治療戦略を決定する．

症例2　脾損傷

使用する薬剤
- 肺炎球菌ワクチン（ニューモバックス®NP）
- 髄膜炎菌ワクチン（メナクトラ®）
- インフルエンザ桿菌ワクチン（アクトヒブ®）

 症例経過

6歳男児が学校の"うんてい"で遊んでいたところ友人に腹部を蹴られて，さらに地面に落下した際に腹部を強打し受傷した．強い腹痛が続くために前医に搬送され，造影CTで脾損傷AAST grade Ⅲ 表1 と判断され，手術適応で当院に搬送となった．循環動態はやや不安定ではあり，腹腔鏡下脾縫合術 図3 を施行した．経過は良好で術後1週間で独歩退院となった．

表1 Spleen injury scale（AAST）

Grade*	type of injury	description of injury
Ⅰ	hematoma	subcapsular, < 10% surface area
	laceration	capsular tear, < 1cm parenchymal depth
Ⅱ	hematoma	subcapsular, 10 ～ 50% surface area; intraparenchymal, < 5cm in diameter
	laceration	capsular tear, 1 ～ 3cm parenchymal depth that does not involve a trabecular vessels
Ⅲ	hematoma	subcapsular, > 50% surface area or expanding; ruptured subcapsular or parenchymal hematoma: intra parenchymal hematoma ≧ 5cm or expanding
	laceration	> 3cm parenchymal depth or involving trabecular vessels
Ⅳ	laceration	laceration of segmental or hilar vessels producing major devascularization（> 25% of spleen）
Ⅴ	lacaration	completely shattered spleen
	vascular	hilar vascular injury which devascularized spleen

*Grade Ⅳまでは多発外傷の場合，1つgradeを上げる．

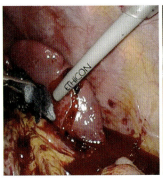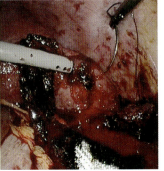

図3 脾損傷における腹腔鏡下脾縫合術
左：脾損傷，右：脾縫合

 この症例にどう対応する？

　脾損傷の治療戦略は非常にシンプルで，循環動態が安定していればNOM，不安定であればsurgical interventionが原則である．特に小児においてはNOMがgradeによらず9割以上成功するが，ショック状態ではsurgical interventionを選択せざるを得ない．高齢者，抗凝固薬を内服している患者や頭部外傷を合併している症例では，high gradeの脾損傷に対してNOMを選択した場合に凝固因子の消費によって，頭蓋内出血や他臓器損傷の出血が増悪する危険性があるため，状況によっては比較的手技が容易な脾摘を選択する場合がある．

　TAEに関してはNOMの成功率を改善する可能性がある．活動性の血管外漏出像，仮性動脈瘤や脾動静脈瘻は適応になる．TAEは脾動脈本幹塞栓術（近位塞栓）と選択的脾動脈塞栓術（遠位塞栓）がある．脾動脈は脾内で分岐してそれぞれの動脈性区域を形成し，区域間の吻合を認めない．そのため，遠位塞栓では梗塞巣の合併は避けられず，正常な脾機能を維持するためには30〜50％の温存が必要なため，どの区域動脈を選択するかが重要となる．一方，近位塞栓は灌流圧の低下による間接的な止血であり，脾動脈以外に短胃動脈や左胃大網動脈，膵尾動脈など複数の血管支配があるために，十分な止血を得られない場合があることは覚えておくべきである．TAEの合併症として膿瘍には注意が必要である．手術療法に関しては，脾臓摘出術が基本となるが，なるべく温存を目指すことも目標としており，脾縫合術や脾部分切除も若年者の損傷では積極的に検討する．TAEを先行させてほぼ全脾梗塞として止血を完了し，全壊死に近い状態の脾臓

に対して腹腔鏡下脾臓摘出術を行い，患者の侵襲を最小限にする試みを筆者の施設では1つの戦略として行っている．

対応の原則

- 脾損傷に特有の薬剤は存在しないが，脾摘後の各種ワクチン摂取は失念しない．
- 循環動態により，NOM か OM かの治療方針を決定する．
- 患者の状態，多臓器損傷の有無も考慮して NOM の判断は慎重にする．
- Surgical intervention は脾摘が基本であるが，脾温存術も可能な限り検討する．

ピットフォール

- 脾臓における TAE はその施行時期や塞栓部位など結論の出ていない領域である．TAE 後のフォローアップはきわめて重要であり，止血がうまくいっても最終的に脾臓を摘出せざるを得ない症例があることを覚えておくべきである．
- 肺炎球菌・髄膜炎菌・インフルエンザ桿菌のワクチン接種は脾臓摘出術後の患者では忘れずに行う．

Take Home Message

- CT の読影がすべてである．
- 脾臓の NOM は多いが，リスクをしっかり理解した上で慎重なフォローが肝要である．

参考文献
1) The American Association for the Surgery of Trauma. Injury Scoreing Scale.

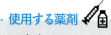
症例3　腎損傷

- 使用する薬剤
  ▶ なし

症例経過

　51歳女性がモトクロス競技中に転倒して受傷し，ショック状態で救急搬送された．来院時の血圧64/46mmHg，脈拍59/分，呼吸数26/分，SpO$_2$ 100%（10L），GCS 14点（E3V5M6），体温33.6℃という状態であった．すぐにMTP対応で，O型異型輸血，フィブリノーゲン製剤投与と昇圧薬持続投与をした．大量輸血ルート確保のため右大腿静脈，右鎖骨下に8FrのVシースを確保した．造影CTにてAAST grade V 表2 の腎損傷，下大静脈損傷，肝損傷および外傷性血気胸を認めた 図4 ．また造影CT排泄相（15分後撮影）では腎盂からの溢尿も認めた．緊急で右腎摘出術，下大静脈修復術を施行し，術後4日でICU退室，術後

表2 Kidney injury scale（AAST）

Grade	type of injury	description of injury
I	contusion	microscopic or gross hematuria, urological studies normal
	hematoma	subcapsular, nonexpanding without parenchymal laceration
II	hematoma	nonexpanding perirenal hematoma confirmed to renal retroperitoneum
	laceration	< 1cm parenchymal depth of renal cortex without urinary extravasation
III	laceration	> 1cm parenchymal depth or renal cortex without collecting system rupture or urinary extravasation
IV	laceration	parenchymal laceration extending through renal cortex, medulla and collecting system
	vascular	main renal artery or vein injury with contained hemorrhage
V	laceration	completely shattered kidney
	vascular	avulsion of renal hilum which devascularized kidney

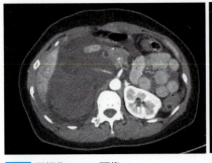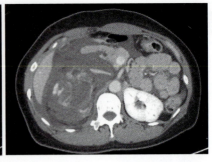

図4 腎損傷のCT画像
早期相（左）では腎臓は造影されず，遅延相（右）では下大静脈損傷と腎実質内で静脈性の血管外漏出像を認めている．

1週間で自宅退院した．

 この症例にどう対応する？

　腎損傷の治療戦略の軸は止血と溢尿への対応である．その観点からもまず診断である．

　Eastern Association for the Surgery of Trauma（EAST）のガイドラインでも推奨されており，筆者の施設では造影CTは早期相，遅延相だけでなく，より遅い排泄相（造影剤投与15分後）を撮像して詳細な腎盂腎杯・尿管の損傷がないかを評価している．溢尿の有無で手術療法の際には手技が変わるため，この診断はきわめて重要である．止血コントロールについては，循環動態不安定な腎損傷に対しては腎摘が基本であるが，術者の技量や損傷形態によっては腎部分切除，腎縫合などの腎温存術もoptionとなる．またIVRも選択肢として考慮する．

　溢尿コントロールにおいては，まずは診断が重要であり，腎外傷ガイドラインにおいても排泄相での診断を推奨している．ほとんどの症例で尿管ステント留置にて溢尿は消失するため，非手術症例では経尿道的に留置し，手術症例では術野から留置する．

　また腎損傷に対する手術症例では，手術開始と同時にインジゴカルミンを投与することで，術中に溢尿の判断および腎盂尿管損傷部の同定が容易となる．NOMにおけるTAEの拠り所として当施設では止血目的ではgradeの低い損傷での血管外漏出像を認める症例への選択的塞栓術あるいは，腎摘出術が検討され

る症例の術前の出血量を減らすための腎動脈本幹塞栓術があるのと，仮性動脈瘤や動静脈瘻に対して待機的に行われるものといったところである．

対応の原則

- 腎損傷に特有の薬剤はないが，術中での溢尿の判断にインジゴカルミンを使用することがある．
- 止血をどの手段でするか？ 溢尿にどう対応するか？ バイタルも含めて個々の症例で判断する（止血コントロールと溢尿コントロールを分けて対応方法を検討する）．
- 温存を可能な限り目指す（AAST grade 1 〜 3 では NOM，grade 5 では surgical intervention が原則であり，grade 4 では個々の症例に合わせた治療が必要となる）．
- 腎動脈本幹内膜損傷で腎梗塞になっている場合には，IVR によるステント留置や，腎動脈再建術を考慮する．

ピットフォール

- 通常の造影 CT の撮影時間では，溢尿の評価はできない．
- 腎静脈損傷は非常に読影が困難．
- 腎動脈本幹損傷で血行再建を断念した場合には，将来的な腎性高血圧のリスクがあるため，長期的な follow up を忘れない．

Take Home Message

- やはり画像診断が肝要である（3 相目を撮像することを忘れない）．

参考文献
1) 中島洋介．腎尿管外傷．救急医学．2012；36：1804-11.

症例4　膵損傷

使用する薬剤
- オクトレオチド酢酸塩（サンドスタチン®）
- パンクレリパーゼカプセル（リパクレオン®）

症例経過

15歳男性．サッカーで相手の蹴りが心窩部に入り受傷した．CTにて膵体部損傷 AAST Ⅲ の診断 図5 で緊急開腹術を施行した．まずは主膵管損傷の確認のため，十二指腸切開による膵管造影を施行したところ完全断裂していた．椎体前面のレベルで膵実質もほとんど断裂していた．主膵管再建を伴う膵縫合を企図したが，断裂部より尾側膵に膵管ステント留置ができず温存は断念し，脾温存膵体

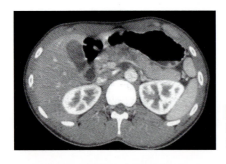

図5 膵体部損傷
実質の造影が一部不良になっている．
主膵管の損傷はCTでは特定が困難である．

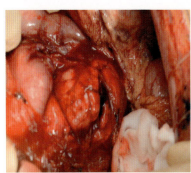
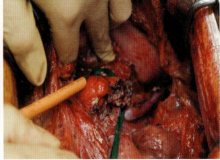

図6 膵損傷部（左）とSPDP後（右）

尾部切除（spleen-preserving distal pancreatectomy：SPDP）を施行した 図6．術後経過は良好であり，術後11日目に退院した．

この症例にどう対応する？

　膵臓損傷そのものの頻度は0.6％と高くはない．出血が問題になるということは他臓器に比すれば多くはなく，「膵液が体内に漏れる」つまり急性膵炎に準じた病態が問題になるのである．その観点からkeyになるのは主膵管の損傷の有無である．造影CTで明らかな主膵管の損傷があれば手術療法が選択される．CTでは主膵管の損傷がはっきりしない場合でも膵実質の不均一な造影や周囲の液体貯留などを認める場合には積極的に内視鏡的逆行性膵管造影（endoscopic retrograde pancreatography：ERP）で評価する必要がある．ERPにて主膵管損傷を確認できた場合でも，膵管ステントを損傷部を超えて留置することができれば，保存的に軽快する場合や，ドレナージのみのsurgical interventionで終了することもあり，膵損傷に対するERPはチャレンジする価値が大いにある．一方，当施設では膵損傷に対しては，開腹した後に十二指腸切開での膵管造影を施行して主膵管損傷の確認をしている．主膵管損傷がない場合もしくは損傷部より末梢へ膵管ステントが留置できた場合は，膵縫合＋ドレナージのみで終了し，主膵管損傷部より末梢に膵管ステントを留置できない場合は，膵切除の方針としている．

対応の原則

- 膵損傷に特有の薬剤は存在しないが，膵液瘻に対するソマトスタチンアナログや膵外分泌機能低下に対するパンクレリパーゼを使用する場合がある．
- 主膵管の損傷の有無の判断が重要．疑ったら積極的にERPをする．
- 他の外傷と異なり膵液が体内に漏れることで急性膵炎の病態に近くなり，いわゆる"体の中で火事が起きている状態"である．血管透過性の亢進による3rd spaceへの流入など輸液戦略も重要となる．
- 膵切除症例では高率に膵液瘻を合併するために，術後管理が重要となる．
- 膵液瘻の管理はドレーン管理と感染コントロールが中心となるが，ソマトスタチンアナログの有用性を示す報告もある．
- 特に膵頭十二指腸切除を施行した症例では，膵外分泌機能低下する場合があ

り，脂肪便を認める症例などには，リパクレオン® を投与する．

 ピットフォール

- 痩せ型の体型などでは，CT での膵損傷診断が困難なことがある．また主膵管損傷の有無は CT では困難なことが多い．
- 膵損傷では止血されていても，膵液瘻コントロールのために手術になることが多い．
- 手術的止血がほとんどで TAE が推奨されている報告はない．

Take Home Message
- 主膵管損傷の有無の評価を徹底する．
- 長期的には膵液瘻の管理が問題となる．

〔今本俊郎〕

2 重症外傷の救急で使う薬
(4) 脊髄損傷

症例 1　頸髄損傷

使用する薬剤

【徐脈】
- アトロピン硫酸塩注射液（アトロピン硫酸塩注）
- ドパミン塩酸塩注射液（イノバン® 注）
- アドレナリン注射液（ボスミン® 注）

【低血圧】
- ノルアドレナリン注射液（ノルアドレナリン® 注）
- バソプレシン注射液（ピトレシン® 注射液）
- アメジニウムメチル硫酸塩（リズミック® 錠〔10mg〕）

【神経障害性疼痛】
- プレガバリン（リリカ® カプセル, リリカ®OD 錠〔25mg/75mg/150mg〕）

【痙性麻痺】
- ダントロレンナトリウム水和物（ダントリウム® カプセル〔25mg〕）
- バクロフェン錠（リオレサール® 錠〔5mg〕）

症例経過

　60歳男性がベッドから転落し四肢麻痺を主訴に救急搬送された．意識は清明，腹式呼吸，呼吸数 7/分，SpO$_2$ 98 %（room air），脈拍 50/分，血圧 88/62 mmHg，体温 35.6℃，瞳孔 3/3，対光反射＋/＋．前額部に擦過創あり．両上腕二頭筋 MMT（manual muscle testing）2 を除きすべて MMT 0．肛門括約筋自動収縮はできず知覚も脱失．頸椎 CT では脱臼や骨傷はないが，C4 椎体レベルで後

縦靱帯骨化による脊柱管の狭窄あり．その他，頭部胸腹部 CT，採血，血液ガス検査では異常を認めなかった．

 ## この症例にどう対応する？

● 初期対応

　酸素化は保たれているものの腹式呼吸となっていた．呼吸運動に関わる横隔膜，肋間筋はそれぞれ C3–C5 頸髄節，T1–T12 胸髄節で支配されているため，中下位頸髄損傷では横隔膜を主とした腹式呼吸となり，さらに上位の損傷となれば舌咽頭呼吸といった特徴的呼吸を呈することになる．呼吸様式を確認し酸素化を維持することは優先事項である．

　頸髄を下行，胸髄〜腰髄で分枝し神経節をなす交感神経は頸髄損傷で遮断抑制されてしまう一方，頸髄より上位の延髄レベルから分枝する副交感神経は障害されない．結果として副交感神経が相対的に優位となり徐脈や血圧低下を引き起こす．本症例でも徐脈を認めたためドパミン塩酸塩の持続投与を開始した．

● 診断と治療

　頭部，体幹臓器に損傷はなく頸髄損傷の診断となったが，ベッドからの転落程度の外傷であったにもかかわらず完全麻痺となっていた．頸椎 CT 図1 にて C4 椎体部で脊柱管内に突出する後縦靱帯骨化があり，頸椎 MRI 図2 にて同部の脊髄圧迫と脊髄内輝度変化が示されていた．C5 レベル以下の麻痺と触覚痛覚脱失，肛門括約筋の感覚脱失と自動収縮が消失しており頸髄損傷 ASIA A の診断となった．前額部に擦過創があり外傷が示唆されたが，四肢の痺れや筋力低下が脊髄損傷以外に原因がないかどうか評価する必要はある．脊髄損傷は ASIA 分類[1]で示されるように，重症度が A（完全麻痺）から E（正常）まで5段階ある．外傷による脊髄損傷には受傷時に起こる1次損傷と，その後引き続いて生じる脊髄腫脹・圧迫，血流の低下，細胞障害性因子の放出とアポトーシスの促進[2]などにより2次損傷が生じうる．脊髄損傷そのものに対する治療法が確立していない現在において，医療的に介入できるのは2次損傷についてである．現在は手術療法と保存療法のいずれを適用するかについての明確な基準はない．高エネルギー外傷による頸髄損傷は1次損傷の程度が大きく重症度が高くなりがちだが，低エネルギー外傷によるものであれば1次損傷は小さく，引き続いて起こる2次損傷の程度も軽度で重症度も軽く，自然経過で回復の可能性もある．しかし，低エネルギー外傷であってももともとの脊柱管狭窄により脊髄圧迫があ

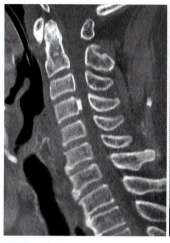
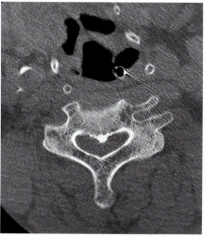

図1 頸椎 CT 像
もともとの脊椎管狭窄に加え，C4 椎体に後縦靱帯骨化がみられる．

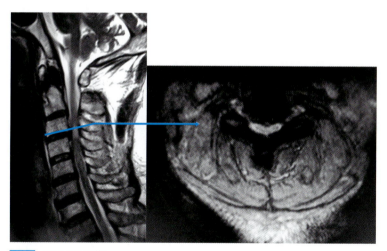

図2 MRI T2 画像
後縦靱帯骨化部付近に脊髄の圧迫と髄内高輝度変化が示された．

る場合は重症度も高くなりがちで，痺れや筋力低下が残存してしまう可能性もあるだろう．やはり脊髄損傷の重症度が高ければ，予想される2次損傷も大きいと考え，それを防ぐ手立てとして積極的に手術療法を検討すべきだと思われるが，そのタイミングも不可逆的変化が生じる前であることが重要である．いずれにせよ治療方法の利点・欠点について患者と十分話し合ったうえで選択するべき

である．

　本症例では緊急除圧術を行った．術後翌日からリハビリ治療を開始したが，交感神経抑制が持続しており座位では血圧低下，気分不快が続いたため，アメジニウムメチル硫酸塩を用いて末梢血管を選択的に収縮させ症状の改善を図った．また，両肩部の異痛症が出現していたため神経障害性疼痛薬であるプレガバリンを投与し多少の症状緩和を認めた．

　急性期だけでなく，慢性期においても痙性麻痺が持続している場合は筋弛緩作用のあるダントロレンナトリウム水和物やバクロフェン錠の使用も検討する．

 対応の原則

●初療時の循環動態安定化
- 循環動態が不安定であることは神経学的予後に悪影響を与えるという報告もある[3]．
- 頸髄損傷に伴う神経原性ショックで血圧が低下している場合は大量の輸液を行ったところで血圧の安定化は難しい．逆に過剰な輸液は神経原性ショックに伴う肺水腫を悪化させる可能性がある．
- 副交感神経の相対的優位による末梢血管拡張が血圧低下の原因であるならば，昇圧剤の使用を検討する．
- 徐脈が薬物的にコントロールできなければ心臓ペースメーカーの使用も考慮する．

●脊髄損傷に対するステロイド治療
- 一次損傷が大きいと思われる脊髄損傷を薬剤のみで治療するのは困難と思われる．
- 国内では1997年にソル・メドロール® 脊髄損傷に対するステロイド大量療法として保険適用承認となっているが，NASCIS-2（The Second National Acute Spinal Cord Injury Study）[4] に準じたステロイド大量療法プロトコールでは，肺炎や消化管出血の合併症が優位に多いうえ，臨床的運動機能回復についてのクラスⅠ・Ⅱレベルのエビデンスが得られていない．治療オプションとして考えるなら，その合併症についても十分考慮しなければならない[5,6]．

●脊髄損傷における再生医療
- 中枢神経障害に対するエビデンスの示された薬物的治療が確立しない中，細胞治療がその代替として注目されてきている．

- 動物モデルではあるものの中枢神経損傷に対して間葉系幹細胞が機能回復を促しているという報告もされるようになってきた[7,8].
- 国内では 2013 年 12 月〜 2017 年 2 月まで札幌医科大学附属病院において脊髄損傷患者を対象に自己骨髄間葉系幹細胞を用いた治験を行い,2018 年 12 月には再生医療等製品として厚生労働省より期限付き承認を取得するに至った.ASIA 機能障害尺度 A, B, C を対象とし,患者から採取した骨髄液から骨髄幹細胞を分離し培養,細胞製剤とした後,点滴で投与するものである.実施された治験では 13 例中 12 例が ASIA 機能障害尺度で 1 段階以上の改善を認めており,今後新たな治療の選択肢として期待されている.

ピットフォール

- 初期転位がほとんどない骨傷を伴う頸髄損傷で保存療法を選択したものの,後に不安定性が判明したために手術(固定術)が必要になる場合がある.脊椎では特に初期転位の大きさと不安定性は一致しない.頸部痛がある場合は画像検査にて不安定性の評価(座位側面 X 線など)は積極的に行っておく必要がある 図3.
- 頸髄損傷に限らず脊髄損傷では,損傷部以下の疼痛がマスクされてしまう可能性があり,損傷部位以下でも積極的な診察や画像検索が必要である.

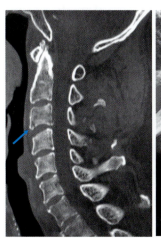
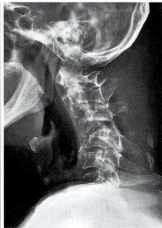

図3 入院時 CT 像(左)と坐位側面 X 線(右)
入院時 CT 像では転移はない(矢印).坐位側面 X 線で不安定性が示された.

Take Home Message

- 神経原性ショックの病態を理解した薬剤の選択をする.
- 脊髄損傷におけるステロイド大量療法は,合併症の発生頻度は優位に多いうえ,臨床的運動機能回復について十分なエビデンスは示されていない.
- 脊髄損傷では支持組織である骨の不安定性についても注意を払うべきである.
- 脊髄損傷治療としてヒト骨髄由来間葉系幹細胞投与が新たな治療として期待されている.

症例2　胸髄損傷

使用する薬剤

【活性型ビタミンD_3薬】
- アルファカルシドール（ワンアルファ®錠, など）

【ビスホスホネート薬】
- エチドロン酸二ナトリウム（ダイドロネル®錠）
- アレンドロン酸ナトリウム水和物（フォサマック®錠, など）
- ミノドロン酸水和物（ボノテオ®錠, など）

【SERM】
- ラロキシフェン塩酸塩（エビスタ®錠, など）

【副甲状腺ホルモン薬】
- テリパラチドキット（フォルテオ®皮下注）

【デノスマブ製剤】
- デノスマブ（ランマーク®皮下注, プラリア®皮下注）

 症例経過

　84歳女性が自宅屋内転倒後,腰痛にて近医受診し胸椎圧迫骨折の診断で入院となった.体幹部を外固定（硬性コルセット）したうえで離床を進めていたが,

受傷から 2 週間が経過したところで両下肢筋力低下が出現し，徐々に麻痺が進行したため転院搬送となった．

この症例にどう対応する？

　椎間板変性や椎間関節の骨癒合はみられないが，椎体前方の靱帯が骨化で架橋しており，びまん性特発性骨増殖症（diffuse idiopathic skeletal hyperostosis：DISH）に典型的な画像である 図4．隣り合う椎体が骨性に架橋し可動性を失い，連続した椎体がまるで 1 本の長幹骨様に一体化した非炎症性の進行性疾患である[9]．提示した症例は胸椎であるが，頸椎でも腰椎でも生じる．DISH で脊椎骨折を生じた場合，可動の中心が骨折部となり同部に応力が集中するという病態が生じうる．DISH は骨増殖性の疾患であるため比較的早期に骨癒合も期待できるが，骨折部の安定化が前提である．骨折部安定化のために安静臥床を続ければ筋力低下から廃用が進行し，肺炎や尿路感染といった合併症をも引き起こす．また，実際には骨折部に応力が集中しているため容易に不安定となり，体位変換だけでも同レベルでの神経障害（脊髄損傷）を生じうる可能性があり，本症例のように遅発性に麻痺を生ずることもある．安静や外固定のみで骨折部の安定化を得ることは現実的ではない．手術で外科的に骨折部を固定できれば早期離床も可能となり前述の合併症リスクは軽減できる．基礎疾患を多く抱える高齢者への麻酔や手術侵襲もまたリスクではあるが，ひとたび麻痺が出現すれば ADL の低下は必然であり，伴う合併症もまた必然である．全身管理ができる環境のもとで積

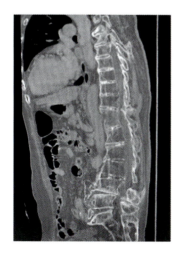

図4　CT 像
隣接椎体が骨性に架橋し，長幹骨の様相を呈している．

極的に手術療法を検討することが必要だろう．ただし，手術だけで十分というわけではない．粗鬆骨であった場合はスクリュー固定のみで十分な安定化を得ることは困難である．本症例でも骨質が悪く手術によるスクリュー固定だけでは不十分であったため術後にテリパラチドキットを使用した．術後は骨粗鬆症の評価と速やかな治療介入が必要であろう．

 対応の原則

- 高齢者の低エネルギー外傷であっても，DISH では骨折部の不安定性から急速に麻痺（脊髄損傷）が生じ得る．腰背部痛の訴えだけで ER 外来を受診することもあり，麻痺がないことから帰宅させてしまうと後日，脊髄損傷が発症し麻痺が出現することとなる．特に，胸椎 X 線では肋骨が重なってしまうことや粗鬆骨であるとコントラストがつきにくく骨折がわかりづらいことなどから，見逃してしまう可能性が高い．X 線で DISH を認め，脊椎外傷を評価する場合は積極的に CT 撮影を行うべきである．
- もともと後彎で隣接椎体が骨性に架橋している部位が伸展位となると，麻痺の出現や増悪の可能性がある．伸展位とならないよう体位には十分配慮するべきである．
- DISH においては椎体内部に応力遮蔽性骨粗鬆症が発生する[10]ため骨粗鬆症治療の検討を要するが，一方でテリパラチドが骨増殖を促進するという懸念もある．薬剤の選択や投与量についてまだ明確なエビデンスはない．

 ピットフォール

- DISH では血管に石灰化を伴うことも多く，受傷時に大血管損傷を合併することもある．

Take Home Message

- DISH では転倒などの低エネルギー外傷でも容易に脊椎骨折を生じ，その病態から麻痺や血管損傷など重症な合併症を引き起こすという認識が必要である．
- 粗鬆骨に対しては手術治療だけでは不完全であり，積極的に骨粗鬆症治療も合わせて検討しなければならない．

参考文献

1) American Spinal Injury Association (ASIA). Standards for Neurological Classification of Spinal Injury. Chicago: American Spinal Injury Association; 1996.

2) Goel A. Stem cell therapy in spinal cord injury: Hollow promise or promising science? J Craniovertebr Junction Spine. 2016; 7: 121-6.

3) Levi L, Wolf A, Belzberg H. Hemodynamic parameters in patients with acute cervical cord trauma: description, intervention, and prediction of outcome. Neurosurgery. 1993; 33: 1007-17.

4) Bracken MB, Shepard MJ, Collins WF, et al. A randomized, controlled trial of methylprednisolone or naloxone in the treatment of acute spinal cord injury: Result of the Second National Acute Spinal Cord Injury Study. N Engl J Med. 1990; 322: 1405-11.

5) 日本脊髄外科学会ガイドライン 脊椎・脊髄損傷治療・管理のガイドライン作成委員会. 脊椎・脊髄損傷治療・管理のガイドライン. 脊髄外科. 2005; 19: 1-41.

6) Guideline Committee Section on Disorders of the Spine and Peripheral Nerves : The American Association of Neurological Surgeons and the Congress of Neurological Surgeons. Pharmacological therapy after acute cervical spinal cord injury. Neurosurgery. 2002; 50: S63-72.

7) Fang KM, Chen JK, Hung SC, et al. Effects of combinatorial treatment with pituitary adenylate cyclase activating peptide and human mesenchymal stem cells on spinal cord tissue repair. PLoS One. 2010; 5: e15299.

8) Zhang R, Liu Y, Yan K, et al. Anti-inflammatory and immunomodulatory mechanisms of mesenchymal stem cell transplantation in experimental traumatic brain injury. J Neuroinflamm. 2013; 10: 106.

9) Forestier J, Rotes-Querol J. Senile ankylosing hyperostosis of the spine. Ann Rheum Dis. 1950; 9: 321-30.

10) Diederrichs G, Engelken F, Marshall LM, et al. Diffuse idiopathic skeletal hyperostosis (DISH): relation to vertebral fractures and bone density. Osteoporos Int. 2011; 22: 1789-97.

〔八幡直志，井口浩一〕

3 脳卒中の救急で使う薬
(1) 脳出血

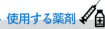

症例 1　左片麻痺

使用する薬剤
▶ トラネキサム酸（トラネキサム酸注射液〔1000mg〕）

症例経過

　77歳女性，突然の左片麻痺が出現し搬送された．意識はGlasgow Coma ScaleでE3V4M6，左上下肢のMMTは3/5と低下を認める．呼吸数18/分，脈拍46/分，体温36.6℃，血圧188/103mmHg，瞳孔は3/3，＋/＋．頭部CTで右被殻に4cm大の血腫を認めた．採血や心電図，胸部レントゲンは異常を認めなかった．

この症例にどう対応する？

　脳内出血である．突然の発症で片麻痺を認めているため，搬送時から脳卒中が最も疑わしい 表1 ．出血がなければ，脳梗塞や主幹動脈閉塞を疑ってMRIや

表1 片麻痺の鑑別

・脳内出血	・慢性硬膜下血腫
・脳梗塞	・脳腫瘍
・一過性脳虚血発作	・てんかん発作
・頸動脈狭窄症	・頸椎症
・脳炎	・脊髄硬膜外血腫
・多発性硬化症	・脊髄腫瘍
・急性散在性脳脊髄炎	

アンギオ精査が必要になり，t-PA や血栓回収などの急性期治療も想定する必要がある．したがって，頭部 CT で出血の有無などを確認するまでは原則として急激な降圧は行いがたい．頭部 CT で脳内出血が認められれば，ただちに適切な降圧を開始し，止血薬として抗プラスミン薬であるトラネキサム酸を投与する[1]．脳卒中治療ガイドラインでは脳出血急性期の止血薬はグレード C1 で考慮できる治療である[2]．ここまでは，脳神経外科専門医がいない施設でも可能なことである．被殻出血は，神経学的所見が中等症，血腫量が 31mL 以上でかつ血腫による圧迫所見が高度な症例ではガイドライン上はグレード C1 で手術が考慮される．簡易的な血腫量の計算方法として，最大長径×最大短径×高さ÷2 で算定できる．高さは CT 画像にスライス厚が表示されているため，血腫の上端と下端のスライスがわかれば求められる．脳内出血と診断されれば，可及的速やかに脳神経外科に連絡をする．

処方の原則

- **トラネキサム酸注射液（1000mg）**
  - 静脈注射もしくは点滴に混注し使用する．急速な静注は，まれに胸部不快感や血圧低下などが起こるため，静注する場合はゆっくりと行う．
  - 1 日 1000mg で十分であるが，急性期には必要に応じて 2500mg まで増量することができる．投与継続期間の基準はないが，通常は長くても 2，3 日以内である．
  - 副作用としてショックや痙攣発作などが報告されているが，基本的には有害事象は非常に起きにくい．しかしながら，高齢者や腎不全の患者への投与は慎重に行うべきである．

ピットフォール

- 脳内出血でも脳幹や視床の場合は緊急の外科的な血腫除去の適応がないため，血腫増大は命に直結する．血圧管理のほかに止血薬の投与を行う．
- 頭蓋内圧亢進が示唆される場合は，高張グリセロール投与やベッドアップを考慮する．また，進行性の場合はマンニトールの投与も考慮できる．
- 特に重症となってきた場合，消化管出血の予防のため抗潰瘍薬も考慮する．
- 皮質下出血では痙攣発作での発症や，搬入後に発作が認められることもあ

表2	脳内出血の原因

・高血圧症	・もやもや病
・脳動静脈奇形	・静脈洞血栓症
・脳動脈瘤	・出血性梗塞
・硬膜動静脈瘻	・頭部外傷
・海綿状血管腫	・脳腫瘍

る．痙攣時には呼吸管理と抗痙攣薬などの薬物治療，そして出血の変化を再精査する必要がある．

Take Home Message

- 血圧が高く巣症状を呈する場合は脳内出血が最も疑わしいが，脳梗塞も否定はできないので，画像診断前から盲目的な急激な降圧は避けるべきである．
- ただし，脳梗塞で血栓溶解療法を施行する場合，収縮期血圧 185mmHg 以上または拡張期血圧 110mmHg 以上では t-PA 禁忌となるため，画像診断前においても血圧がそれ以上であれば降圧を考慮してよい．
- CT 検査での高吸収は出血の可能性が高いが，淡蒼球や歯状核などの生理的石灰化や静脈洞が出血と誤診されことがある．正確な神経所見からの病変部予想は，誤診や見落としを少なくする手助けとなる．
- 静脈洞血栓症では静脈性梗塞のほかに脳出血を呈することがあり 表2 ，トラネキサム酸は血栓を安定化する作用があるため，静脈洞血栓症が疑わしい場合は慎重に使用すべきである．

参考文献

1) Sorimachi T, Fujii Y, Morita K, et al. Predictors of hematoma enlargement in patients with intracerebral hemorrhage treated with rapid administration of antifibrinolytic agents and strict blood pressure control. J Neurosurg. 2007; 106: 250-4.
2) 日本脳卒中学会脳卒中ガイドライン委員会，編．脳卒中治療ガイドライン 2015 ［追補 2017 対応］．東京: 協和企画; 2017. p.144.

症例 2　頭痛

> 使用する薬剤
> ▶ ニカルジピン塩酸塩（ニカルジピン塩酸塩注〔2mg/10mg/25mg〕）

症例経過

46歳男性，突然の頭痛が出現しERに独歩受診した．意識はGlasgow Coma Scale でE4V5M6，明らかな神経学的脱落症状は認めなかった．呼吸数15/分，脈拍46/分，体温36.6℃，血圧187/73mmHg，瞳孔は3/3，＋/＋．頭部CTではっきりとした所見を認めなかった．採血や心電図，胸部レントゲンは異常を認めなかった．病歴からくも膜下出血は否定できず，腰椎穿刺を行ったところ，血性髄液を認めた．

この症例にどう対応する？

Walk-in のくも膜下出血である．バットで殴られたような頭痛と表現されるくも膜下出血の頭痛は，これまでに経験したことがないほどの激痛である．ER臨床では頭痛を主訴に来院する患者は非常に多いが，その中で1～2%といわれるくも膜下出血をいかに検出するかが重要である．診察や病歴などから，頭部CTで明らかな出血がなくても腰椎穿刺や頭部MRI検査などを考慮すべきである．オタワSAHルール（Ottawa SAH Rule 表3）では，顎を胸につけられない，臥位で頭が8cm以上上がらないなどの項目で6項目中1項目でも当てはまれば，さらなる精査（感度100%，特異度15%）でくも膜下出血と診断できるとの報

表3　オタワSAHルール

① 40歳以上
② 頸部痛や項部硬直
③ 意識消失の目撃
④ 労作時の発症
⑤ 雷鳴頭痛（発症直後に痛みがピークに達する）
⑥ 診察時の頸部屈曲制限

告もある[1]．くも膜下出血と診断されれば，可及的速やかな降圧が必要である．脳卒中ガイドラインによると，昏睡状態の重症くも膜下出血では過度な降圧は脳灌流圧の低下をきたし，脳虚血性合併症を増加させる可能性があるが，本症例ではその可能性は低く，再出血を避けるために積極的に降圧すべきである[2]．血圧モニター下で130/80mmHg以下を目標に，ニカルジピン点滴を持続で開始する．そして，その後の精査や加療を脳神経外科専門医に依頼する必要がある．

処方の原則

● **ニカルジピン塩酸塩注（2mg/10mg/25mg）**
- 静脈炎を起こしやすいので希釈して使用するのが原則である．または，原液を使用する場合はメインを生理食塩水にして希釈させる．血圧にもよるが1〜2mg急速静注し，時間2mg/時で体内に入る速度から開始し，適宜増減する．
- ニカルジピンは配合変化を起こしやすいので，原則は単独ルートにする．
- ルートの中枢の静脈に沿って発赤がみられたら静脈炎が疑われるので中止する．

ピットフォール

- 血圧上昇に痛みも影響しているので，速やかに鎮痛を行うことも重要である．
- 急激な降圧と脱水は腎前性腎不全をきたしやすいため，特に高齢者や発症から発見まで倒れていた症例などでは緩徐な降圧と適切な補液，また腎機能や電解質のモニタリングが重要である．
- 高度頻脈や不整脈が誘発された場合は，速やかに中止しジルチアゼム塩酸塩などの他の点滴降圧薬へ変更を検討する．ただし，ジルチアゼム塩酸塩は逆に徐脈に注意する必要がある．

Take Home Message

- 発症時間の判る急激な頭痛ではくも膜下出血を必ず除外する必要があり，病歴や血圧，そしてオタワ SAH ルール 表3 などを基に疑う．
- くも膜下出血が強く疑われる場合は，躊躇せず必要性と合併症を説明したうえで腰椎穿刺を行うか，脳神経外科専門医にコンサルテーションする．
- また，後頸部の左右差のある急激な頭痛では，CT で出血の有無だけでなく ER では MRI/A を施行し非出血性の椎骨動脈解離を除外する必要がある．
- 速やかな降圧が必要な場合は，腎機能や脱水状態の有無を把握する．
- ER での頭痛は一次性の頭痛で帰宅可能な場合が多く，薬物を使用しても症状軽快まで時間が必要である．症状が強い症例では，画像診断前から鎮痛薬や制吐薬を使用してよい．また，たとえ一次性の頭痛でも，症状が強く，改善がない場合は入院を考慮する．

参考文献

1) Perry JJ, Stiell IG, Sivilotti ML, et al. Clinical decision rules to rule out subarachnoid hemorrhage for acute headache. JAMA. 2013; 310: 1248-55.
2) 日本脳卒中学会脳卒中ガイドライン委員会，編．脳卒中治療ガイドライン 2015 ［追補 2017 対応］．東京：協和企画；2017．p.190-4.

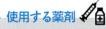

症例3　意識障害

使用する薬剤
▶ メナテトレノン（ケイツー®N 静注〔10mg〕）

 症例経過

　64歳女性，慢性心房細動がありワルファリン内服中．昨日から意味不明な言動や家族との会話が成り立たなくなりER受診された．意識はGlasgow Coma ScaleでE4V4M6，右下1/4半盲を認める．呼吸数16/分，脈拍78/分・不整，体温36.3℃，血圧138/92mmHg，瞳孔は3/3，＋/＋．頭部CTで左頭頂後頭葉に3cm大の皮質下出血を認めた．採血ではPT-INRが4.62，心電図，胸部レントゲンは異常を認めなかった．

 この症例にどう対応する？

　まず，内服薬の確認と迅速に採血を行い，PT-INRをcheckする．頭蓋内出血が増大する危険性があり，PT-INRが1.35以上であれば正常範囲内に下げる必要がある[1]．ワルファリン内服は中止し，ケイツー®N 静注10mgを30分で点滴，もしくは緩徐に静注を開始する 表4 ．同時に降圧管理を開始し，2〜3時間で効果評価のため採血を行い，高値であれば再度同様に点滴を繰り返す．出血拡大所見や緊急手術などが考慮される状態であれば，さらにFFP新鮮凍結血漿やプロトロンビン複合体製剤の使用を検討する必要がある．ワルファリンはビタミンKエポキシド還元酵素を阻害し，還元型ビタミンKの合成を阻害，ビタミンK依存性の凝固因子（II・VII・IX・X）の合成を阻害する．プロトロンビン時間は第VII・IX因子に感受性が高く，プロトロンビン時間国際標準比PT-INRがワルファリン効果のモニタリングに用いられるのが一般的である．

表4 抗血栓薬一覧

	一般名（商品名）	モニタリング	休薬による効果消失期間	中和剤（商品名）	その他
抗血小板薬	プラスグレル（エフィエント®）	—	10～14日間	—	血小板製剤
	クロピドグレル（プラビックス®）	—	14日間	—	血小板製剤
	チクロピジン（パナルジン®）	—	14日間	—	血小板製剤
	アスピリン（バイアスピリン®）	—	7～10日間	—	血小板製剤
	シロスタゾール（プレタール®）	—	3日間	—	血小板製剤
抗凝固薬	ワルファリン（ワーファリン®）	PT-INR	5日間	ケイツー®N	新鮮凍結血漿・プロトロンビン複合体
	アピキサバン（エリキュース®）	—	2日間	—	新鮮凍結血漿・プロトロンビン複合体
	ダビガトラン（プラザキサ®）	APTT*	2日間	プリズバインド®	新鮮凍結血漿・プロトロンビン複合体
	エドキサバン（リクシアナ®）	—	1日間	—	新鮮凍結血漿・プロトロンビン複合体
	リバーロキサバン（イグザレルト®）	—	1日間	—	新鮮凍結血漿・プロトロンビン複合体
	ヘパリンナトリウム（ヘパリンナトリウム®）	APTT	4時間（5000単位静注時）	プロタミン®	—

*ダビガトラン投与中の過度の抗凝固作用を判断する目安になる

処方の原則

● ケイツー®N 静注（10mg）
- 原則は生理食塩水や5％ブドウ糖液で希釈し点滴静注が望ましく，光分解をきたしやすいので遮光カバーを用いる．
- 急速静注はアナフィラキシーを引き起こすことがあるため，静注する場合はなるべく緩徐に行う．
- 即効性はなく，効果は約3時間程度必要であるため，重症例や緊急手術が必要な場合はFFP新鮮凍結血漿やプロトロンビン複合体製剤の投与を検討する．

ピットフォール

- 効果発現には時間が必要で，10mg では下がらず 20〜50mg 必要なことも多い．頭蓋内出血は小さくても増大すれば致命的になり得るので，1回を倍量の 20mg としてもよい．
- 心房細動などの塞栓症のリスクのある基礎疾患を有する患者では，単純な脳内出血のほかに塞栓症後の再開通による出血性梗塞も起こり得る病態であり，その場合は頭部 MRI 検査などのさらなる精査を要する．
- 脳内出血以外に，ワルファリン内服中は軽微な頭部外傷などでも頭蓋内出血をきたし，悪化する場合があるため注意をする必要がある．

Take Home Message

- ワルファリン作用が増強する併用注意薬は多く，PT-INR が異常高値であれば PT-INR が上昇した原因を検索する必要がある．
- 出血性の急性期では抗凝固療法を中止しなければならないが，一方で血栓症のリスクは非弁膜性心房細動患者では PT-INR が 1.6 を切ると脳梗塞発症率が急激に上昇するため，その情報提供や説明は十分に行う必要がある．
- ワルファリン以外に直接経口抗凝固薬 DOACs の使用が増えてきたが，効果や副作用の指標となるモニターや出血時のリバース薬（ダビガトラン以外）はないため，出血性の合併症には注意が必要である 表2．
- 抗凝固薬再開のタイミングに関しては controversial である．$CHADS_2$ スコアが高い症例では経過次第では早期に再開することも検討されるが，抗凝固薬の適応が不明確な症例では再開後の出血合併症が増加した報告もある[2]．

参考文献

1) 日本脳卒中学会脳卒中ガイドライン委員会，編．脳卒中治療ガイドライン 2015［追補 2017 対応］．東京：協和企画；2017．p.175-9．
2) Majeed A, Kim YK, Roberts RS, et al. Optimal timing of resumption of warfarin after intracranial hemorrhage. Stroke. 2010; 41: 2860-6.

〔吉田信介，大宅宗一，松居　徹〕

3 脳卒中の救急で使う薬
(2) 脳梗塞

症例1　意識障害・右片麻痺

> **使用する薬剤**
> ▶ アルテプラーゼ
> 　（グルトパ®〔600万国際単位/1200万国際単位/2400万国際単位〕，
> 　アクチバシン®〔600万国際単位/1200万国際単位/2400万国際単位〕）

症例経過

　76歳男性．家族の前で右に崩れるように倒れ，救急要請し，発症から40分で病院に搬送された．血圧180/86mmHg，脈拍102/分・不整．意識障害，失語，左共同偏視，顔面を含めた右片麻痺であった．National Institutes of Health Stroke Scale（NIHSS）は19点．心電図では心房細動を認めた．頭部CTでは左中大脳動脈にhyperdence MCA sign（血管閉塞部位の高吸収）を認めた．頭部MRIでのASPECTS＋W（Alberta Stroke Program Early CT Score：早期虚血性変化の範囲判定法に深部白質を加えた11点法）図1 は7点であった．

この症例にどう対応する？

　突然発症の片麻痺の場合，脳卒中が疑われる．脳血管障害，特に発症早期の脳梗塞では初期対応が患者の予後を左右する．血行再建の治療開始が遅れるほど患者の予後は不良となる．本症例では心房細動を有しており，心原性脳塞栓症の可能性が高い．脳卒中の救急要請を受けた際に大切なのは，正確な発症時間を確認することである．発症時刻とは最終健在確認時刻のことであり，発見者や家族か

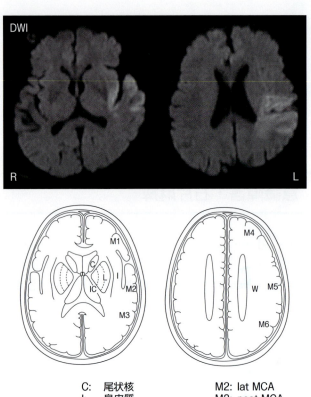

図1 ASPECTS ＋W（文献5より改変）

ASPECTS ＋ W とは CT における ASPECTS 10 領域に深部白質（white matter）を加えた 11 領域を MRI-DWI を用いて評価する判定法である．本症例では島皮質（I），M2，M5，M6 の 4 領域に拡散低下を認めており，ASPECT ＋ W は 7 点と判断できる．

ら詳細に聴取を行う．また，脳卒中急性期の注意点として，急性大動脈解離の合併や低血糖症などの鑑別を行うのが重要である．血圧の左右差，上下肢の差，内服薬を確認することが鑑別に有効である．

　来院からアルテプラーゼ投与開始までの流れを 図2 にまとめる．来院後は病歴を聴取，診察を行いながら NIHSS スコア 表1 を用いて重症度を評価した後，画像検査を施行する．早期虚血性変化の評価は頭部 CT や頭部 MRI 拡散強調画

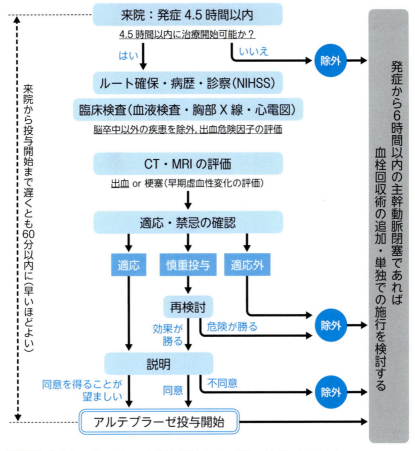

図2 来院からアルテプラーゼ投与開始までの流れ（文献3より改変）

像で行う．rt-PA（アルテプラーゼ）静注療法適正治療指針では広範な虚血性変化を呈している患者に血栓溶解療法を行うことは禁忌である．早期虚血性変化の範囲判定として ASPECTS または拡散強調画像を用いて評価する ASPECTS ＋ W 図1 がよく用いられる．ASPECTS は 8 点以上，ASPECTS ＋ W では 7 点以上であると転帰は良好との報告[1]があり，アルテプラーゼ投与の適応があるか否かを判断する．投与前には禁忌・慎重投与事項の確認し，本人もしくは家族の同意を得てから行う．来院から 60 分以内のアルテプラーゼ投与開始が推奨されている．

　加えて，近年カテーテルを用いた血管内治療（血栓回収術）の有効性を示した

表1 National Institutes of Health Stroke Scale（NIHSS）

1a. 意識水準	0: 完全覚醒　　1: 簡単な刺激で覚醒 2: 繰り返し刺激，強い刺激で覚醒　3: 完全に無反応
1b. 意識障害一質問 　　（今月の月名および年齢）	0: 両方正解　　1: 片方正解　　2: 両方不正解
1c. 意識障害一従命 　　（開閉眼，「手を握る・開く」）	0: 両方可　　　1: 片方可　　　2: 両方不可
2. 最良の注視	0: 正常　　1: 部分的注視麻痺　　2: 完全注視麻痺
3. 視野	0: 視野欠損なし　　1: 部分的半盲 2: 完全半盲　　　　3: 両側性半盲
4. 顔面麻痺	0: 正常　　　　　　1: 軽度の麻痺 2: 部分的麻痺　　　3: 完全麻痺
5. 上肢の運動（左） 　　仰臥位のときは 45°左上肢 　　N: 切断，関節癒合	0: 90°を 10 秒間保持可能（下垂なし） 1: 90°を保持できるが，10 秒以内に下垂 2: 90°の挙上または保持ができない 3: 重力に抗して動かない　4: 全く動きがみられない
上肢の運動（右） 　　仰臥位のときは 45°右上肢 　　N: 切断，関節癒合	0: 90°を 10 秒間保持可能（下垂なし） 1: 90°を保持できるが，10 秒以内に下垂 2: 90°の挙上または保持ができない 3: 重力に抗して動かない　4: 全く動きがみられない
6. 下肢の運動（左） 　　N: 切断，関節癒合	0: 30°を 5 秒間保持できる（下垂なし） 1: 30°を保持できるが，5 秒以内に下垂 2: 重力に抗して動きがみられる 3: 重力に抗して動かない 4: 全く動きがみられない
下肢の運動（右） 　　N: 切断，関節癒合	0: 30°を 5 秒間保持できる（下垂なし） 1: 30°を保持できるが，5 秒以内に下垂 2: 重力に抗して動きがみられる 3: 重力に抗して動かない 4: 全く動きがみられない
7. 運動失調 　　N: 切断，関節癒合	0: なし　　　　1: 1 肢　　　　2: 2 肢
8. 感覚	0: 障害なし　1: 軽度から中等度　2: 重度から完全
9. 最良の言語	0: 失語なし　　　　1: 軽度から中等度 2: 重度の失語　　　3: 無言，全失語
10. 構音障害 　　N: 挿管または身体的障壁	0: 正常　　1: 軽度から中等度　2: 重度
11. 消去現象と注意障害	0: 異常なし 1: 視覚，触覚，聴覚，視空間，または自己身体に対する不注意，あるいは 1 つの感覚様式で 2 点同時刺激に対する消去現象 2: 重度の半側不注意あるいは 2 つ以上の感覚様式に対する半側不注意

研究結果が複数示された．「脳卒中ガイドライン 2015［追補 2017 対応］[2)]」では，内頸動脈や中大脳動脈水平部閉塞ではアルテプラーゼを含む内科的治療に追加して，発症後 6 時間以内に治療を開始し，再開通を行う血栓回収術（血管内再開通療法）がグレード A で勧められている．血栓回収術が不可能な施設で治療を開始した際は，アルテプラーゼを投与しながら（drip），救急車で血栓回収術が可能な施設へ転送（ship）する drip and ship も念頭に置いて治療戦略を立てる．

処方・対応の原則

- 発症 4.5 時間以内にアルテプラーゼ 0.6mg/kg，最大投与量 60mg（体重 100kg 以上は投与量は変わらない）を静注する．総量の 10% を急速静注し，残りの 90% を 1 時間で点滴静注する（体重ごとのアルテプラーゼ投与換算表を参考にすると間違えることがなく便利である）．
- アルテプラーゼ投与後の管理には厳密なモニタリングが必要である．重要なことは血圧の管理であり，収縮期血圧が 180mmHg または拡張期血圧が 105mmHg を超えた場合には，これ以下を維持するように降圧療法を開始する．
- 近年，血管内治療の発展により，発症から 4.5 時間以上経過していても，血栓回収術の可能性があるため脳卒中専門医への早期のコンサルトが勧められる[4)]．
- 代諾者不在の際の方針も定められており，rt-PA（アルテプラーゼ）静注療法適正治療指針に沿って対応する[3)]．

ピットフォール

- 起床時より片麻痺など神経症状を認めていた場合には，最終健在確認時刻が発症時間となるので注意が必要であり，家族や発見者から病歴をよく聴取することが大切である．
- 急性大動脈解離による脳梗塞では血栓溶解療法は禁忌である．背部痛や血圧の左右差，頸部血管超音波検査で総頸動脈のフラップがないことを確認することが重要である．重症であるのにもかかわらず，血圧が低値であることも参考になる．
- アルテプラーゼ投与開始後に意識レベルの低下，激しい頭痛を認めた際は，

頭蓋内出血を疑ってただちに頭部 CT を施行する.

Take Home Message

- 脳梗塞は神経救急疾患であり，発症からいかに早くアルテプラーゼを投与できるかが，脳梗塞の転帰に大きく影響するため，院内での対応手順を確認しておくことが重要である.
- アルテプラーゼ投与の適応・禁忌を判断し，適切な治療を選択することが重要である．判断を誤ると患者に致死的合併症を生ずるため注意が必要である.

参考文献

1) 祢津智久，古賀政利，永沼雅基，他．ASPECTS-DWI における領域別早期虚血変化と rt-PA 静注療法後の脳梗塞患者の転帰．脳卒中．2009; 31: 366-73.
2) 日本脳卒中協会脳卒中ガイドライン委員会，編．脳卒中治療ガイドライン 2015［追補 2017 対応］．東京: 協和企画; 2017.
3) 日本脳卒中学会．rt-PA（アルテプラーゼ）静注療法適正治療指針（第二版）．脳卒中．2012; 34: 443-80.
4) 日本脳卒中学会，日本脳神経外科学会，日本脳神経血管内治療学会．経皮経管的脳血栓回収機器適正使用指針．第 3 版．
5) Barber PA, Demchuk AM, Zhang J, et al. Validity and reliability of a quantitative computed tomography score in predicting outcome of hyperacute stroke before thrombolytic therapy. ASPECTS Study Group. Alberta Stroke Programme Early CT Score. Lancet. 2000; 355: 1670-4.

症例2　進行する構音障害・左不全片麻痺

> **使用する薬剤**
> - アルガトロバン水和物
>   （ノバスタン®HI注〔10mg/2mL〕），スロンノン®HI注〔10mg/2mL〕）
> - エダラボン注射液（ラジカット®点滴静注バッグ 30mg）

 症例経過

68歳男性．朝起床時より右手足の脱力を自覚していた．自宅で様子をみていたが，徐々に脱力が増悪してきたため救急車で搬送された．血圧 206/102mmHg，脈拍 100/分・整．顔面を含む不全右片麻痺を認め，NIHSS は 7 点であった．頭部 MRI 拡散強調画像で左レンズ核線条体動脈（lenticulostriate artery：LSA）領域に急性期脳梗塞の所見を認めた 図3 ．健康診断では高血圧を指摘されていたが未治療，喫煙は 1 日 20 本 × 45 年間．

 この症例にどう対応する？

本症例は，左 LSA 領域に急性期脳梗塞を認めたが，画像上その梗塞がラクナ梗塞か，あるいは branch atheromatous disease（BAD），すなわち脳血管穿通枝入口部のアテロームプラークを基盤とした穿通枝領域全体の梗塞なのかを判断することが重要である．臨床的に BAD の重要な問題点は，ラクナ梗塞と比較し，急性期に治療抵抗性の進行性脳卒中の経過をたどるのが多いことである[1]．好発部位としては，LSA，傍正中橋動脈（pontine paramedian artery：PPA）に発症する．高木ら[2] は LSA 領域梗塞は頭部 MRI 画像 5mm 厚の水平断で 3 スライス以上に及ぶ画像的変化，PPA 領域梗塞では橋の底面に達するような梗塞を BAD と定義している．本症例では，LSA 領域に水平断で 3 スライス以上にわたり拡散低下を認め 図1A〜C ，冠状断では縦長の病変 図1D を認めたことより BAD と判断した．

BAD の治療法して確立したものはないが，抗血小板薬のみの治療では症状の増悪抑制に限界があり，現在では抗血小板薬，抗凝固薬，フリーラジカルスカベ

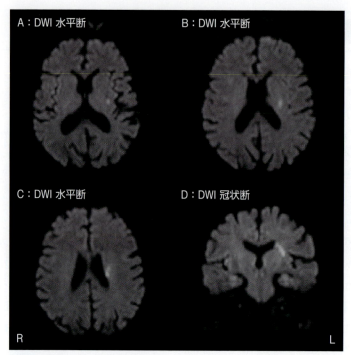

図3 頭部MRI 拡散強調画像
A〜C: LSA 領域に水平断で3スライス以上にわたり拡散低下を認める．
D: 冠状断で垂直方向に縦長の病変を認める．

ンジャー・ストロングスタチン，さらに低分子デキストランなどを併用するカクテル療法が行われる[3]．

 処方の原則

- アルガトロバンは，はじめの2日間は1日60mgを適当量の輸液で希釈し，24時間かけて持続点滴静注する．その後の5日間は1回10mgを適当量の輸液で希釈し1日朝夕2回，1回3時間かけて点滴静注する．BADの症例では，アルガトロバン2日間の持続投与終了後に症状の増悪を認めることがあり，発症初日より他の抗血栓療法との併用が推奨されている．
- エダラボンは，1回量30mgを30分かけて1日朝夕2回の点滴静注を行う．発症後24時間以内に投与を開始し，投与期間は14日以内とする．なお，腎機能障害のある患者では腎機能が悪化する恐れがあり使用を避ける．

- 抗血小板療法として，PPA領域梗塞ではシロスタゾールの投与が，LSA領域梗塞ではクロピドグレル投与が有効であると報告[4]されており，梗塞部位により使い分けを行うことも推奨されている．
- 低分子デキストランは，1日500mLを1〜2時間かけて5日間投与を行うことが多い．

ピットフォール

- BADでは，入院時は症状が軽度であるが，入院翌日には完全片麻痺に進行することもあるため，軽症の脳梗塞であっても注意が必要である．
- BADに対するアルテプラーゼ投与は適応があれば行う．アルテプラーゼ投与24時間以内は抗血栓療法の制限が推奨されているが，症状の進行・増悪を認めれば，厳重な血圧管理を行いながら積極的に前述のカクテル療法を開始していく．

Take Home Message

- BADと診断したら，症状の重症度にかかわらずカクテル療法を積極的に行う．
- BADを含め脳梗塞では適切な治療を開始したにもかかわらず，症状の進行を認めることがある．そのため，入院時に本人・家族に症状進行の可能性を十分に説明しておくことが重要である．
- 頭部MRIを撮像する際に冠状断の作成を行う．LSA領域のBADの診断に有用である．

参考文献

1) 山本康正. Branch atheromatous diseaseの概念・病態・治療. 臨床神経. 2014; 54: 289-97.
2) 高木 誠. Branch atheromatous disease. In: 柳澤信夫, 他編. Annual Review 神経. 2006, p.119-28.
3) 武田英孝, 高木 誠, 山本康正, 他. BADをどう治療するか. 臨床神経. 2010; 50: 921-4.
4) Yamamoto Y, Nagakane Y, Makino M, et al. Aggressive antiplatelet treatment for acute branch atheromatous disease type infarcts: A 12year prospective study. Int J Stroke. 2014; 9: E8.

〔山鹿哲郎，傳法倫久，野村恭一〕

4 小児科の救急で使う薬

● **小児に対する薬剤投与量**

小児への薬剤投与量は年齢・体重を考慮して患者ごとに設定する必要があるが，緊急の場合は体重がわからないまま薬剤を使用しなくてはならない場面もある．その際に成人投与量を1とした場合の大まかな投与量を設定した薬剤投与量の式（Harnack-Takatsuの式） 表1 を参考に投与量を計算できる．

表1 Harnack-Takatsu の式

年齢	投与量
成人	1
12歳	2/3
7歳	1/2
3歳	1/3
1歳	1/4
6カ月	1/5
3カ月	1/6
新生児	1/10～1/20

症例1　心肺停止

【症例1-1】心静止，無脈性電気活動（PEA）

 使用する薬剤
▶ アドレナリン（ボスミン®注〔1mg/mL〕）

 症例経過

生後6カ月6kgの男児．夜間に授乳させ寝かしつけた．翌朝に母親が目を覚ますと児が呼吸していないため救急要請された．救急隊接触時は心静止であり，

CPRを継続しつつ医療機関へ搬送された．病着時も心静止であった．

この症例にどう対応する？

　小児の二次救命措置（pediatric advanced life support：PALS）の心停止のアルゴリズムに沿ってCPRを継続し，2分ごとにリズムチェックを行う．静脈路/骨髄針を確保し，気管挿管を考慮する．薬剤投与路が準備できたら心静止/PEAの場合は4分おき（3〜5分おき）にアドレナリン投与を繰り返す．投与量は，静注または髄注の場合は0.01mg/kg，気管内投与の場合は0.1mg/kgである．
　CPRを行いながら原因検索を行い 表2 ，治療する．

表2 心停止の原因（6H5T）

Hypovolemia　循環血液量減少
Hypoxia　低酸素症
Hydrogen ion　アシドーシス
Hypo/Hyperkalemia　低/高カリウム血症
Hypoglycemia　低血糖
Hypothermia　低体温
Toxin　中毒
Tamponade　心タンポナーデ
Tension pneumothorax　緊張性気胸
Thrombosis　血栓症（冠動脈または肺塞栓）
Trauma　外傷

処方の原則

- 投与量：0.01mg/kg 静脈内または骨髄内，0.1mg/kg 気管内投与
- ボスミン®注1A（1mg/1mL）を生食9mLにて計10mLになるよう希釈して，0.1mg/mLとして使用する．この症例は6kgなので，静注の場合は1回0.6mLを投与する．

【症例 1-2】心室細動（VF），無脈性心室心拍（pulseless VT）

使用する薬剤
- アドレナリン（ボスミン®注〔1mg/mL〕）
- リドカイン（リドカイン静注用2%シリンジ〔100mg/5mL〕）
- アミオダロン塩酸塩（アンカロン®注〔150mg/3mL〕）

症例経過

14歳50kgの男児．学校で運動中に意識消失．校内のAEDを装着したところ，初期波形はVFでありAEDが作動した．電気ショック1回でVFは消失し，救急搬送された．病院にて心エコー検査施行中に再度VFとなった．

この症例にどう対応する？ 図1

VFを確認した時点ですぐさまCPRを開始し，非同期ショックを行う．初回は2〜4 J/kgでショックを行い，リズムチェックなしに速やかにCPRを再開する．2分後のリズムチェックでもVFまたはVTが持続している場合には4 J/kgのエネルギー量で再度ショックを行い，同時にアドレナリンを投与（0.01mg/kg 静脈内または骨髄内投与）する．10 J/kgまたは成人の最大エネルギー量は超えないようにする．ショックおよびCPRを2回行ったにもかかわらず，VF/VTが持続する場合は，ショック拮抗性および再発性のVF/VTに対してアミオダロンやキシロカインの静脈内投与を考慮する．

処方の原則

- アドレナリン：0.01mg/kg 静脈内または骨髄内，0.1mg/kg 気管内投与
- リドカイン：1mg/kg 静脈内または骨髄内，2〜3mg/kg 気管内投与
- アミオダロン塩酸塩：5mg/kg 静脈内

参考文献
1) American Heart Association. PALSプロバイダーマニュアル AHAガイドライン2015準拠. 東京：シナジー；2018.

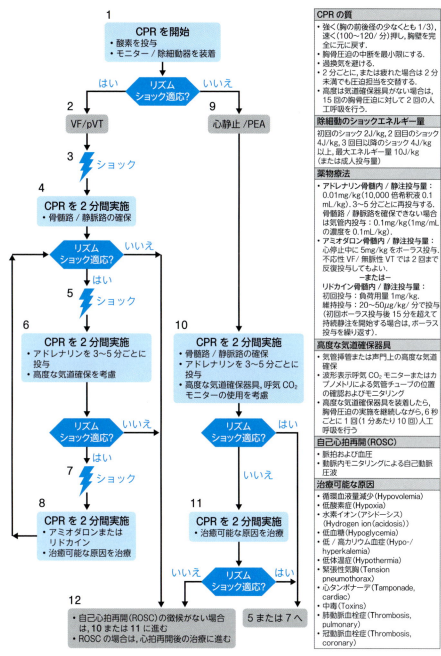

図1 小児の心停止アルゴリズム（2018年更新）（American Heart Association. PALS プロバイダーマニュアル AHA ガイドライン 2015 準拠. 東京: シナジー; 2018[1]）

症例 2　脱水（ショック）

使用する薬剤
- 細胞外液（生理食塩水，リンゲル液）
- ブドウ糖液（10%または20%）

症例経過

1歳6カ月12kgの男児．昨日から頻回な嘔吐がみられていたが，少量ずつお茶は飲ませていた．今朝になって活気低下もあり，水分摂取が困難となったため救急外来を受診した．傾眠傾向，脈拍170/分，血圧65/40mmHg，SpO_2 98%，呼吸数25/分，体温37.3℃．末梢冷感が強く，口腔内乾燥を認めた．

この症例にどう対応する？

ABCDEアプローチで全身を評価する．本症例では，意識と循環に異常がみられている．1歳6カ月の最低血圧は72mmHgのところ 表3 ，65mmHgしかないため低血圧性ショック（非代償性ショック）と判断され，病歴と身体所見からは脱水による循環血液量減少性ショックが疑わしい．ショックと認識したら速やかに，①酸素投与，②モニター装着，③末梢静脈を確保し，細胞外液（生理食

表3　小児の最低血圧（低血圧の計算）

＜1カ月	60mmHg
＜1歳	70mmHg
1〜10歳	70＋（小児の年齢×2）mmHg
＞10歳	90mmHg

表4　小児の低血糖

新生児（生後1カ月未満）	＜45mg/dL
乳児以降	＜60mg/dL

塩水かリンゲル液）を 10 〜 20mL/kg を 5 〜 10 分かけてボーラス投与する．点滴確保時に血糖をチェック 表4 し，必要ならブドウ糖 0.5 〜 1g/kg（20％糖液 2.5 〜 5mL/kg，10％糖液 5 〜 10mL/kg）を静注する．処置が終わるたびに ABCDE を再評価し，心エコーでの IVC の呼吸性変動なども参考にして輸液負荷（20mL/kg）を繰り返すか判断していく．肺水腫や心不全兆候がみられた場合には輸液の投与を中止する．

処方の原則

- 細胞外液：10 〜 20mL/kg を 5 〜 10 分かけてボーラス投与，必要に応じて反復投与
- ブドウ糖液：ブドウ糖 0.5 〜 1g/kg（20％糖液 2.5 〜 5mL/kg，10％糖液 5 〜 10mL/kg）

参考文献
1) American Heart Association. PALS プロバイダーマニュアル AHA ガイドライン 2015 準拠．東京：シナジー；2018.
2) 日本小児救急医学会，日本小児外科学会，編．ケースシナリオに学ぶ 小児救急のストラテジー．東京：へるす出版；2009.
3) 日本小児集中治療研究会．小児の Point of Care Ultrasound ―エコーで ABCD を評価しよう！　大阪：メディカ出版；2016.

症例3　鎮静・鎮痛（検査・処置）

　小児で鎮静・鎮痛を要する場合は以下の時である．鎮静・鎮痛薬は副作用として呼吸抑制があるため使用時だけでなく，完全覚醒まで厳重なモニタリングが必要である．
　①体動がアーチファクトとなる検査（CT，MRI，脳波など）のために鎮静が必要となる場合
　②痛みを伴う処置，検査のために鎮痛が必要となる場合
　③本人の恐怖や不安の緩和が必要な場合

【症例 3-1】骨折の整復（処置時の鎮痛）

> 使用する薬剤
>
> 【鎮痛薬】
> - アセトアミノフェン（アンヒバ®坐剤，アルピニー®坐剤〔50mg，100mg，200mg〕，カロナール®細粒/シロップ/錠，アセリオ®静注用）
> - ペンタジン（ソセゴン®注射液〔15mg/mL〕）
> - フェンタニル（フェンタニル注射液〔0.1mg/2mL，0.5mg/10mL〕）
> - ケタミン（ケタラール®静注用〔50mg/5mL〕）

 症例経過

7歳35kg．13時頃，自転車で走行中に転倒し右肘をぶつけた．同部位の変形，疼痛，腫脹を認めたため救急外来を受診．意識清明で，バイタルは異常なく，FAST陰性．

同部位のX線検査で右橈骨遠位端骨折を認め，非観血的整復が必要と判断された．

アレルギーや既往歴はなし．最終飲食は朝7時にパンを食べて，12時にリンゴジュースを飲んだとのことであった．

 この症例にどう対応する？

疼痛を伴う処置であり，鎮痛を行う．また，年齢を考慮して本人の恐怖心を減らすために鎮静も併用することが望ましい．鎮静・鎮痛薬投与前にはAMPLEを聴取する．

　　A：アレルギー
　　M：内服薬，常用薬
　　P：既往歴，麻酔や手術歴
　　L：最終飲食
　　E：現病歴

緊急に鎮静・鎮痛が必要な場面では，メリットとデメリット（誤嚥のリスク表5）を検討し，適応を考える．次のような選択肢がある．①処置を延期する，

表5 米国麻酔学会による全身麻酔前の経口摂取制限ガイドライン

摂取物	最低限の絶食時間（時間）
クリアウォーター*1	2
母乳	4
人工乳	6
軽食*2	6

*1 クリアウォーター：水，果汁の入っていないジュース，清涼飲料水など
*2 軽食：トーストなど．揚げ物や肉類などの食事は胃内の停滞時間が延長している可能性を考慮する．

②呼吸管理に精通した医師のもとで気道確保できる準備をした上で，慎重に鎮静・鎮痛を行う，③急速導入による気管挿管を行った後に処置を行う．

本症例では，②または③を選択し，上記の鎮静薬と鎮痛薬を組み合わせて処置を行う．パルスオキシメーターと心電図モニターは必須である．それに加えて，気道が開通しているか，呼吸が抑制されていないかといった呼吸のモニタリングとして呼気二酸化炭素濃度のモニタリングが有用であるとされている．

処方の原則

- **アセトアミノフェン（アンヒバ®坐剤，アルピニー®坐剤，カロナール®細粒/シロップ/錠，アセリオ®静注用）**
  - 投与量：10〜15mg/kg（60mg/kg/日もしくは4000mg/日は超えない）
  - アセリオ®静注用は，2歳以上：10mg/kg/dose 15分かけて静注（最大60mg/kg/日），2歳未満：7.5mg/kg/dose 15分かけて静注（最大30mg/kg/日）
- **ペンタジン（ソセゴン®注射液）**
  - 投与量：0.5mg/kg 静脈内
  - 投与後，血圧上昇や脈拍増加がみられることがある．
  - 鎮痛作用はモルヒネの0.2〜0.3倍．
  - フェンタニルとの併用で効果が減弱するので注意を要する．
- **フェンタニル（フェンタニル注射液）**
  - 投与量：2〜4μg/kg 静脈内
  - 強力なモルヒネ様鎮痛作用をもつ．

- **ケタミン（ケタラール® 静注用）**
  - 投与量：1〜2mg/kg 静脈内
  - 血圧を下げず，気管支拡張作用がある．循環動態が不安定な症例でも使用しやすい．
  - 悪夢をみるといわれており，前投薬としてドルミカムなどの鎮静薬を併用する．気道分泌物が増加の副作用もある．

【症例 3-2】気管挿管（処置時の鎮静）

使用する薬剤

【鎮静薬】
- ▶ トリクロホスナトリウム（トリクロリール® シロップ 10%）
- ▶ 抱水クロラール（エスクレ® 坐剤〔250mg, 500mg〕）
- ▶ ミダゾラム（ドルミカム® 注射液〔2mL/10mg〕）
- ▶ ケタミン（ケタラール® 静注用〔50mg/5mL〕）
- ▶ デクスメデトミジン（デクスメデトミジン静注液 200μg）
- ▶ プロポフォール（1%ディプリバン® 注）

 症例経過

9歳 30kg．交通外傷による多発外傷で救急搬送された．意識レベル GCS 8点（E2V2M4），瞳孔不同もみられている．脈拍 140/分，血圧 120/60mmHg，SpO_2 98%（10L リザーバー付き酸素マスク），呼吸数 30/分．

 この症例にどう対応する？

ABC は保てているが，切迫する D に対して気管挿管の適応と判断される．本症例では，頭蓋内出血などによる頭蓋内亢進状態や，フルストマックによる嘔吐の危険 表5 が予想される．血圧は保てていることを確認した上で，二次的な脳損傷を防ぐために十分な鎮静・鎮痛を行う．当センターでは，「ドルミカム® ＋フェンタニル＋エスラックス®」または「プロポフォール＋フェンタニル＋エスラックス®」で気管挿管を行うことが多い．頭蓋内圧亢進に対して前投薬として

リドカイン静注（1〜2mg/kg）を考慮してもよい．

 処方の原則

- **トリクロホスナトリウム（トリクロリール® シロップ 10％）・抱水クロラール（エスクレ® 坐剤）**
  - トリクロリール® シロップ 10％：内服初回投与 0.5〜1.0mL/kg（最大 20mL），追加投与は初回投与量の半量を1回まで
  - エスクレ® 坐剤（250mg，500mg）：初回投与量 30〜50mg/kg（最大 2g），追加投与は初回投与量の半量を1〜2回まで
- **ミダゾラム（ドルミカム® 注射液）**
  - 麻酔導入時や検査時の鎮静に用いるが，ミダゾラム単独で十分な鎮静を得ることは困難であり，特に MRI など長時間不動化が望ましい検査には向かない．
  - ミダゾラム 1A（10mg/2mL）＋生食 8mL で希釈．5倍希釈投与量：0.1〜0.2mg/kg/dose ずつ静注，総投与量 0.5mg/kg を超えない．
  - 副作用：呼吸抑制がある，興奮．
- **ケタミン（ケタラール® 静注用）**
  - 鎮静に加えて鎮痛作用もあるため熱傷処置時や骨折の整復時に使用される．循環不安定な場合に使用しやすいが，十分な鎮静下でも動くため不動化が望ましい検査には向かない．
  - 作用：鎮静，鎮痛，脈拍上昇，血圧上昇
  - 禁忌：頭蓋内圧亢進
  - 投与量：1〜2 mg/kg/dose（0.1〜0.2 mL/kg/dose）ずつ
  - 副作用：不随意運動が出る，悪夢を見る．
- **デクスメデトミジン（デクスメデトミジン静注液）**
  - 鎮静と鎮痛（弱い）作用を持ち，呼吸抑制が少ないといわれている．
  - 投与量：0.2〜0.7μg/kg/時
  - 副作用：血圧低下，徐脈，冠動脈攣縮
- **プロポフォール（ディプリバン® 注）**
  - 鎮静作用のみ．調節性に富み，効果発現が早い．小児では検査以外での使用は認められていない．
  - 投与量：1〜2mg/kg をゆっくり静注．必要に応じて持続投与も可能で，1〜3mg/kg/時で軽度，3〜6mg/kg/時で中等度の鎮静が得られる．

表6 各鎮静薬の特徴

	メリット	デメリット	禁忌
チオペンタール	・鎮静作用のみ ・呼吸抑制が強い 　→気管挿管が必要となる可能性あり ・頭蓋内圧を下げる	・溶解する手間がかかる ・気管支攣縮を誘発する可能性がある ・血圧低下に注意	・重症気管支喘息 ・ポルフィリン血症
ケタミン塩酸塩	・鎮静鎮痛作用がある ・気管支拡張作用がある ・血圧低下が少ない	・血圧上昇，脳圧亢進する可能性がある ・唾液分泌が増える	・脳血管障害 ・著しい高血圧
プロポフォール	・効果発現が速やか	・血圧低下がみられる ・血管痛がある	
フェンタニル	・鎮痛作用が強く，鎮静作用もある ・循環動態への作用が少ない	・腸管蠕動を抑制する	

- 副作用：呼吸抑制や低血圧の頻度は高いため，注意を要する．

各鎮静薬の特徴を 表6 にまとめた．

参考文献
1) 日本小児救急医学会，監修．ケースシナリオに学ぶ 小児救急のストラテジー．東京：へるす出版; 2009.
2) 志馬伸朗，総合編集．小児ICUマニュアル．改訂第6版．大阪：永井書店; 2012.

症例 4　痙攣重積

使用する薬剤

▶ ジアゼパム（セルシン®〔5mg/1mL〕，ホリゾン®）
▶ ミダゾラム（ミダフレッサ®静注 0.1%〔10mg/10mL〕，ミダゾラム注〔10mg/2mL〕）
▶ ホスフェニトインナトリウム水和物（ホストイン®〔750mg/10mL〕）
▶ フェノバルビタール（ノーベルバール®静注用〔250mg〕）

症例経過

3歳15kg. 数日前から感冒症状があり，今朝から39℃台の発熱がみられた．起床後，水分摂取させようとしたところ急に眼球上転し，呼びかけに反応しなかったため救急要請．救急隊接触時は全身性の強直性痙攣を認めており，酸素投与下に救急搬送された．病着時も痙攣はおさまっておらず，約30分持続している．

この症例にどう対応する？

「てんかん診療ガイドライン2018」では痙攣が5分以上持続するものを重積状態としており，早期介入をすすめている．痙攣発作は遷延状態になると自然頓挫しにくくなるため，できる限り速やかに止痙を試みる 図2．抗痙攣薬投与による呼吸抑制や嘔吐などにあらかじめ備え，酸素，吸引，モニターを準備し，まずはABCの安定化を図る．末梢静脈路を確保する際に血糖を評価し，低血糖があればブドウ糖液を投与（20％糖液2.5〜5mL/kg）する．低血糖がない場合は，ジアゼパムかミダゾラムの静脈内投与が第一選択薬となる．1回の静注で発作が止まらない場合には5分後に同量の追加静注を行う．静脈ラインの確保が難しければ，ミダゾラムの筋注，鼻腔／口腔内粘膜投与を考慮する．筋注や鼻腔／口腔内投与の場合には，投与量を最小限にする必要があるためミダゾラム注（10mg/2mL）の方を用いる．ジアゼパムやミダゾラムを投与して5〜10分経過しても止痙が得られない場合は，ベンゾジアゼピン抵抗性と考えらえる．実際には介入して20分経過しても効果が得られない場合には速やかに次の治療へ移る．第二選択薬としてホスフェニトインやフェノバルビタールが選択されることが多い．特にホスフェニトインは意識レベルへの影響が少ないとされ，使用しやすい．それでも発作が止まらない場合はミダゾラムの持続静注（0.1〜0.5mg/kg/時）やバルビツレート（例：チオペンタール〔ラボナール®〕1〜3mg/kgを緩徐に静注）が選択肢となるが，使用する際には気管挿管やモニター管理ができる集中治療室で行うことが必須である．

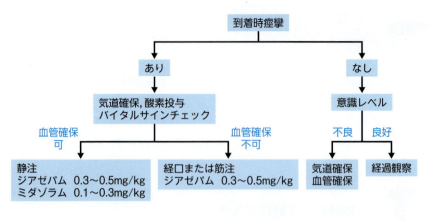

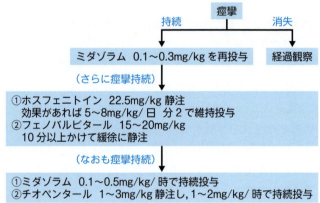

図2 小児痙攣重積の治療方針

 処方の原則

- ジアゼパム：0.3 ～ 0.5mg/kg 静注
- ミダゾラム：0.1 ～ 0.3mg/kg 静脈内，0.2 ～ 0.5mg/kg 鼻腔・口腔内投与
- ホスフェニトインナトリウム水和物：初回投与 22.5mg/kg を静脈内投与．投与速度は 3mg/kg/ 分または 150mg/ 分のいずれか低い方を超えない．必要に応じて，5 ～ 7.5mg/kg/ 日 分 1 ～ 2 で維持投与を行う．
- フェノバルビタール：初回投与 15 ～ 20mg/kg を緩徐に静脈内投与し，必要に応じて，2.5 ～ 5mg/kg/ 日 分 1 で維持投与を行う．

参考文献

1) 日本小児救急医学会, 監修. ケースシナリオに学ぶ小児救急のストラテジー. 東京: へるす出版; 2009.
2) 志馬伸朗, 総合編集. 小児ICUマニュアル. 改訂第6版. 大阪: 永井書店; 2012.
3) 日本小児神経学会, 監修. 小児けいれん重積治療ガイドライン策定ワーキンググループ, 編. 小児けいれん重積治療ガイドライン2017. 東京: 診断と治療社; 2017.
4) 岡 明. けいれん重積の治療ガイドライン. 小児内科. 2018; 50: 563-5.

症例5　呼吸障害：上気道狭窄症状―クループ症候群

使用する薬剤

- アドレナリン（ボスミン®注〔1mg/mL〕）
- デキサメタゾン（デキサート®注射液〔3.3mg/1mL, 6.6mg/2mL〕, デカドロンエリキシル0.01%）

症例経過

3歳15kg. 数日前から感冒症状があった. 明け方からケンケンする咳が止まらず, ゼイゼイするようになった. 横になって眠れないために時間外救急を受診した. SpO_2 95%, 呼吸数50/分, 脈拍150/分, 意識清明, 軽度の陥没呼吸を認めた.

この症例にどう対応する？

本症例は中等症のクループと判断される. エピネフリン吸入の反復とデキサメタゾンの内服または静注を行う. SpO_2 が94%を下回るようなら酸素投与も行う. また同時に気道異物や喉頭蓋炎などを除外することも大切である. 気道異物は発症が突然であり, 喉頭蓋炎は高熱, 発声困難, 流涎などを呈することが多い.

● 軽症

経口デキサメタゾン単回投与. 軽症クループでは経口デキサメタゾン単回投与が, 再受診の低下・症状持続期間の短縮, 睡眠の改善に寄与する. 通常, エピネフリン吸入は必要ない.

● **中等症～重症**

加湿，解熱剤投与，水分摂取，酸素投与なども必要である．

デキサメタゾン経口内服投与もしくは経静脈的投与を行う．

エピネフリン吸入（ボスミン®外溶液0.1%を1回0.2mL＋生食2mLで吸入させることが多い）．

● **家庭への帰宅**

表7 に示す基準を満たせば帰宅可能である．

安静時の吸気性喘鳴がない，SpO_2 異常なし，チアノーゼなし，意識清明など．

必ず24時間以内にフォローアップできる医療機関受診をすすめる．

表7 クループスコア（Westley）

喘鳴	なし	0点
	聴診すると聞こえる	1点
	聴診器なしでも聞こえる	2点
陥没呼吸	なし	0点
	軽度	1点
	中等度	2点
	高度	3点
空気の入り	正常	0点
	低下	1点
	極度の低下	2点
チアノーゼ	なし	0点
	興奮するとあり	1点
	安静時もあり	2点
意識状態	正常	0点
	異常（混乱，興奮）	5点

2点以下：軽症，3～6点：中等症，7点以上：重症
3点以上で入院適応

処方の原則

- アドレナリン：ボスミン®の噴霧吸入をする（例：ボスミン® 0.1～0.3mLを生理食塩水2～5mLに混ぜて吸入）
- デキサメタゾン：デキサート®0.15～0.3mg/kg 静注またはデカドロンエリキシル1～2mL/kg 分1～3内服

参考文献

1) Bjornson CL, Klassen TP, Williamson J, et al. A randomized trial of a single dose of oral dexamethasone for mild croup. N Engl J Med. 2004; 351: 1306-13.
2) Woods CR. Croup: Approach to management. UpToDate. Waltham: UpToDate Inc. https://www.uptodate.com（Accessd on March 11, 2019.）
3) 日本小児救急医学会，監修．ケースシナリオに学ぶ小児救急のストラテジー．東京：へるす出版; 2009.

症例6　呼吸障害：上気道狭窄症状—アナフィラキシー

使用する薬剤
- アドレナリン（ボスミン®注〔1mg/mL〕）

【抗ヒスタミン薬】
- ヒドロキシジン（アタラックス®-P注射液〔25mg/1mL〕）
- d-クロルフェニラミンマレイン酸塩
  （ポララミン®注5mg〔5mg/1mL〕）

【ステロイド】
- ヒドロコルチゾン（ソル・コーテフ®注射用〔100mg〕，サクシゾン®注射用〔300mg〕）
- プレドニゾロン（ソル・メルコート®注射用〔40mg/1mL，500mg/8mL〕，水溶性プレドニン〔20mg〕）

症例経過

5歳20kg．以前から小麦による食物アレルギーがあり，完全除去していた．自宅で，兄の食べているクッキーを誤って摂取した直後から蕁麻疹，顔色不良，呼吸苦が出現したため救急搬送となった．救急外来で著明な吸気時喘鳴を聴取するが会話は可能であった．SpO$_2$ 93～94%（10Lリザーバー付きマスク），呼吸数30/分，脈拍120/分，血圧110/60mmHgであった．

この症例にどう対応する？

本症例のアナフィラキシー重症度はグレード3～4に相当する　表8　．重症レベルがグレード3以上でアドレナリン筋注の絶対適応となる．

呼吸器症状がある場合や全身状態が不良の場合には酸素投与を行い，末梢静脈路を確保する．できるだけ早く（少なくとも発症30分以内が望ましい）アドレナリンの筋注（0.01mg/kg，最大0.3mL/回）を行い，効果が不十分であれば5～15分ごとに数回反復する．また必要に応じて抗ヒスタミン薬やステロイド投与を検討する．喘鳴があれば喘息発作に準じてβ_2刺激薬の吸入（20～30分ご

表8 アナフィラキシー発作の重症度

グレード	皮膚	消化器	呼吸器	循環器	神経
1	限局性瘙痒感, 蕁麻疹, 発赤, 血管性浮腫	口腔内瘙痒感, 違和感, 軽度口唇の腫脹	―	―	―
2	全身性瘙痒感, 蕁麻疹	上記に加え 悪心,嘔吐	鼻閉, くしゃみ	―	活動性変化
3	上記症状	上記に加え 反復嘔吐	鼻汁, 明らかな鼻閉, 咽頭喉頭の 瘙痒感/絞扼感	頻脈	上記に加え 不安
4	上記症状	上記に加え 下痢	嗄声, 犬吠様咳嗽, 嚥下困難, 呼吸困難, チアノーゼ	上記に加え 不整脈, 軽度血圧低下	軽度の頭痛, 死への恐怖感
5	上記症状	上記に加え 腸管機能不全	呼吸停止	重度徐脈, 血圧低下, 心停止	意識消失

とに反復吸入,3回まで)も行う.アナフィラキシーショックに至った場合は,一般的なショックの対応と同様に細胞外液の急速輸液(20mL/kgを5〜10分かけて静脈内投与)を行う.

　中等症以上のアナフィラキシー発作では遅発型反応がみられることが多くなる.1時間から28時間くらいまで起こるとされているが,多くは発症から4時間以内に起こる.そのため発症から4時間程度は院内で経過観察を行うことが望ましい.

 処方の原則

- アドレナリン:0.01mg/kg 筋注(最大0.3mL)
- ヒドロキシジン:1mg/kg を静注もしくは点滴静注
- d-クロルフェニラミンマレイン酸塩:0.1〜0.2mg/kg を筋注もしくは静注
- ヒドロコルチゾン:5〜7mg/kg を静注もしくは点滴静注
- プレドニゾロン:1〜2mg/kg を静注もしくは点滴静注

参考文献
1) 日本小児救急医学会, 監修. ケースシナリオに学ぶ小児救急のストラテジー. 東京: へるす出版; 2009.
2) 市川光太郎, 編. 内科医・小児科研修医のための小児救急治療ガイドライン. 1版. 東京: 診断と治療社; 2007. p.274-81.

症例7　呼吸障害：下気道狭窄症状―気管支喘息発作

症例経過

3歳15kg．乳児期から感冒時に喘鳴を指摘されることがあり，その都度外来で吸入を受けたことはあるが，常用薬は特にない．数日前から感冒症状あり，昨晩から呼吸苦の症状あり，あまり眠れなかった．明け方には横になれないほど苦しいため時間外を受診した．

外来でSpO_2 92%（room air），呼吸数 40/分．会話は可能だが，努力呼吸や呼気延長は目立つ．

この症例にどう対応する？

まずは発作強度の評価を行う．発作強度は 表9 の項目から判断する．発作時の対応だけでなく長期管理の選択の基にもなるので重要である．中発作までであれば外来で治療を始めるが，大発作以上であれば速やかに入院加療を行う 図3 図4 ．いずれの場合も SpO_2 が95%未満であれば酸素投与を行い，同時に β_2 刺激薬の吸入を15〜30分おきに繰り返す．β_2 刺激薬吸入は15〜30分後に効果判定を行い，20〜30分間隔で3回まで反復吸入可能である．それでも改善が得られない場合は，ステロイドの内服または点滴静注を行う 表10 ．

アミノフィリン持続点滴は痙攣などの副作用の発現に注意が必要であり，小児の喘息治療に精通した医師のもとで行われることが望ましい．特に痙攣性疾患の既往のある児や発熱時の使用は慎重に判断する．

本症例は中発作に分類される．
① モニター装着
② 酸素投与

表9 発作強度の判定基準[3)]

		小発作	中発作	大発作	呼吸不全
呼吸の状態	喘鳴	軽度	明らか	著明	減少または消失
	陥没呼吸	なし～軽度	明らか	著明	著明
	呼気延長	なし	あり	明らか	著明
	起坐呼吸	横になれる	坐位を好む	前かがみになる	
	チアノーゼ	なし	なし	可能性あり	あり
	呼吸数	軽度増加	増加	増加	不定
覚醒時における小児の正常呼吸数の目安		＜2カ月　＜60/分 2～12カ月　＜50/分 1～5歳　＜40/分 6～8歳　＜30/分			
呼吸困難感	安静時	なし	あり	著明	著明
	歩行時	急ぐと苦しい	歩行時著明	歩行困難	歩行不能
生活の状態	話し方	一文区切り	句で区切る	一語区切り	不能
	食事の仕方	ほぼ普通	やや困難	困難	不能
	睡眠	眠れる	時々目を覚ます	障害される	
意識障害	興奮状況	正	やや興奮	興奮	錯乱
	意識低下	なし	なし	ややあり	あり
PEF	（吸入前）	>60%	30～60%	<30%	測定不能
	（吸入後）	>80%	50～80%	<50%	測定不能
SpO_2（大気中）		≧96%	92～95%	≦91%	<91%
$PaCO_2$		<41mmHg	<41mmHg	41～60mmHg	>60mmHg

判定のためにいくつかのパラメーターがあるが，全部を満足する必要はない．

③β_2刺激薬の反復吸入

④補液

⑤ステロイド点滴静注

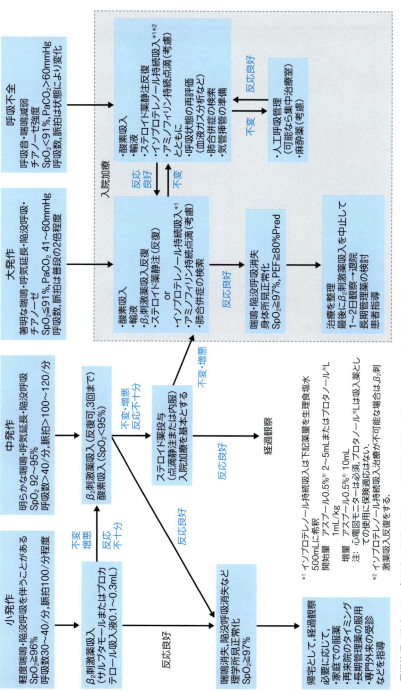

*長期管理で治療ステップ3以上の治療を受けている患者の発作に対しては、1ランク上の治療を考慮する。

図3 急性発作に対する医療機関での対応のフローチャート (2歳未満)
(日本小児アレルギー学会. 小児気管支喘息治療・管理ガイドラインハンドブック 2013. 東京: 協和企画: 2013[3])

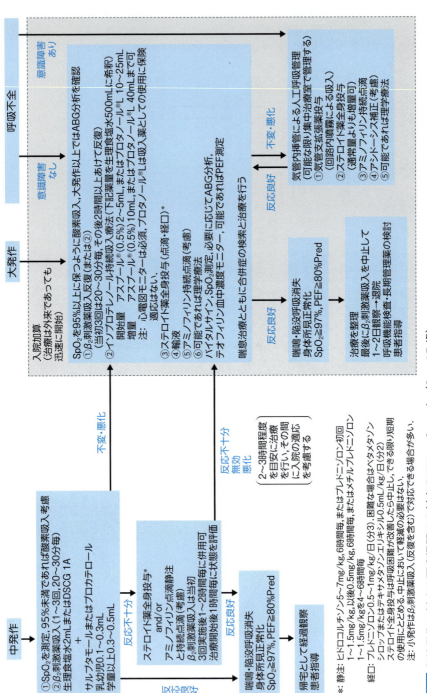

図4 急性発作に対する医療機関での対応のフローチャート（2〜15歳）
（日本小児アレルギー学会．小児気管支喘息治療・管理ガイドラインハンドブック2013．東京：協和企画；2013[3]）

表10 全身性ステロイド薬の投与方法[3]

静脈内

	初回投与量		定期投与量	
	2～15歳	2歳未満	2～15歳	2歳未満
ヒドロコルチゾン	5～7mg/kg	5mg/kg	5～7mg/kg 6時間ごと	5mg/kg 6～8時間ごと
プレドニゾロン	1～1.5mg/kg	0.5～1mg/kg	0.5mg/kg 6時間ごと	0.5～1mg/kg 6～12時間ごと (Max: 2mg/kg/日)
メチルプレドニゾロン	1～1.5mg/kg	0.5～1mg/kg	1～1.5mg/kg 4～6時間ごと	0.5～1mg/kg 6～12時間ごと

経口

プレドニゾロン	0.5～1mg/kg/日 (分3)

＊プレドニゾロンの内服が困難な場合
　ベタメタゾンシロップあるいはデキサメタゾンエリキシル0.5mL (0.05mg) /kg/日 (分2)

＜静脈内投与方法＞10分程度かけて静注または30分程度の点滴静注
＜注意点＞
・ヒドロコルチゾン: ミネラルコルチコイド作用もあるため，数日以内の使用に留めること．
・静脈内投与で稀に即時型アレルギー反応が誘発されることあり．
・使用は1カ月に3日間程度，1年間に数回程度とする．これを超える場合には，小児の喘息治療に精通した医師に紹介する．

参考文献

1) 志馬伸朗，総合編集．小児ICUマニュアル．改訂第6版．大阪: 永井書店; 2012.
2) 日本小児アレルギー学会，編．小児気管支喘息治療・管理ガイドライン2017．東京: 協和企画; 2017.
3) 日本小児アレルギー学会．小児気管支喘息治療・管理ガイドラインハンドブック2013．東京: 協和企画; 2013.

〔宮本　和，櫻井淑男〕

5 循環器内科の救急で使う薬

症例1　動悸

使用する薬剤
▶ ベラパミル（ワソラン®〔5mg/A〕）

症例経過

65歳女性が動悸を主訴に来院した．意識は清明，血圧116/88mmHg，脈拍130/分，不整，呼吸数18/分，SpO_2 96％（RA），体温36.2℃，瞳孔は3/3，+/+，今回のようなことは初めて．

この症例にどう対応する？

救急外来で出会う頻脈は，洞性頻脈が最も多く，安易なレートコントロールではなく，必ず原因を検索する必要がある．動悸が主訴の場合には，緊急性が高く，頻度もそれなりに多い，不整脈から考えるのがよい．不整脈のうち，心房細動，心房粗動，発作性上室性頻拍，期外収縮の頻度が高い．心室細動（VF）や脈なし心室頻拍（pulseless VT）も時に遭遇するが，これらは血行動態が破綻しており除細動が必要となるため，ここでは割愛し，血行動態がおおむね安定し，かつ出会う頻度の高い，心房細動，PSVTに対するクスリの使い方を述べる．

この症例は心電図を施行したところ心房細動 図1 であった．心房細動は 表1 のように分類されるが，本症例では以前の記録がなく発症時期は不明である．ERで出会う心房細動は，発作性か否かを判断することは初診であることが多いことなどから困難である．年齢や罹病期間，心疾患の既往などが慢性化と関連す

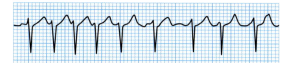

図1 心房細動の心電図例
(図1～3は，大野博司．ICU/CCUの薬の考え方，使い方 ver.2. 東京：中外医学社；2016より許諾を得て転載)

表1 心房細動の分類
(日本循環器学会．心房細動治療〔薬物〕ガイドライン〔2013年改訂版〕より作成)
―心房細動は慢性進行性疾患である―

初発心房細動	心電図上，初めて心房細動が確認されたもの．心房細動の持続時間を問わない．
発作性心房細動	発症後7日以内に洞調律に復したもの．
持続性心房細動	発症後7日を超えて心房細動が持続しているもの．
長期持続性心房細動	持続性心房細動のうち発症後1年以上，心房細動が持続しているもの．
永続性心房細動	電気的あるいは薬理学的に除細動不能のもの．

るが状況を把握することが困難なことも多く，たとえ左房拡大を認めたとしても，それが心房細動の原因なのか結果なのかはわからない．

　発作性心房細動であれば，洞調律化を目指して抗不整脈薬を使用することもあるが，持続性や永続性などの慢性の心房細動であれば，ERではレートコントロールを行えば十分である．以上からERでは，症候性の頻脈性の心房細動に対しては，レートコントロールを優先する．

　心房細動のレートコントロールには，①β遮断薬（ランジオロール，エスモロール），②カルシウム拮抗薬（ベラパミルorジルチアゼム），③ジギタリスがしばしば利用され，この順に効果が高いとされる．併用すると効果は高まるが，房室伝導を抑制するクスリであり，まずは単剤で使用し，効果をみた後に段階的に使用する．

　救急の現場では，即効性があり，かつ迅速に準備ができ，投与方法が簡便である薬剤を使用するのが実践的である．

　ベラパミルはどこの救急現場でも常備していることが多く，肝代謝であり腎機能低下症例でも使いやすく，投与方法も簡便であるため，使用しやすい．低心機能の場合や血圧が低めの場合には使用しづらく，その場合にはジルチアゼム

（ヘルベッサー® 100mg〔2V〕＋生食 50mL：1 〜 5γ で開始（50kg 換算で 1γ ＝ 1.5mL/h）を使用している．

 処方の原則

- ワソラン®（5mg/A）＋生食 100mL を 30 分で緩徐に投与 or
  ワソラン®（5mg/A）＋生食 18mL，計 5mg/20mL として 4mL（1mg）ずつ使用
- HR ＜ 110 〜 120bpm を目標にレートコントロールを行う．投与中に頻脈が改善したら即終了する．心機能が低下している症例では，HR の目標値をもう少し下げることもあるが，頻脈時に正確な心機能を評価することは困難なため，まずは 110 〜 120bpm 程度を目標とすればよい．

 ピットフォール

- WPW 症候群か否かは常に意識しておく必要がある．WPW 症候群に合併する心房細動では，通常のレートコントロールで用いるβ遮断薬，カルシウム拮抗薬，ジギタリスは房室結節をブロックし副伝導路の伝導を促進し，心室細動を引き起こす可能性があるため禁忌である．波形は偽性心室頻拍（pseudo VT） 図2 と呼ばれ，心室頻拍と勘違いしてしまうことも忘れずに．この場合には，副伝導路の遮断目的にプロカインアミドを使用する．
- 甲状腺機能亢進症による心房細動では，基礎疾患に対する介入を行わなければ適切なマネジメントはできない．初発の心房細動や，精査歴のない場合には必ず確認すること．

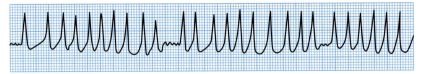

図2 偽性心室頻拍（pseudo VT）の心電図例

Take Home Message

- 血行動態が安定している心房細動では，焦らない！
- 目標の心拍数は 110 〜 120bpm とし，症状改善優先を！
- WPW 症候群か否かは常に意識し，薬剤の選択を！
- 甲状腺機能亢進症の影響を忘れずに！

症例2　動悸

使用する薬剤
▶ なし（修正バルサルバ法）

症例経過

28 歳女性が突然発症の動悸を主訴に来院した．意識は清明，血圧 100/68 mmHg，脈拍 160/分，整，呼吸数 20/分，SpO_2 98％（RA），体温 36.1℃，瞳孔は 3/3，＋/＋．以前にも同様の症状があったが，その際は自然に改善した．

この症例にどう対応する？

心電図を施行すると発作性上室性心拍（PSVT）図3 であった．PSVT では，代表的な薬剤として ATP（アデホス®）を用い対応するが，喘息や虚血性心疾患の既往がある場合は禁忌である．また，薬剤を使用せずとも停止する割合が一定数存在することから，まずはそちらを行うべきである．

対応の原則

● 修正バルサルバ法[1]
　半坐位（45°程度）の状態で，強制呼気（10cc の注射器〔テルモ〕を口側から

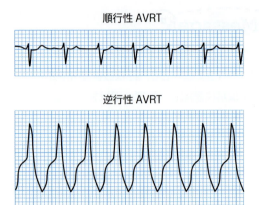

図3 発作性上室性頻拍（PSVT）の心電図例

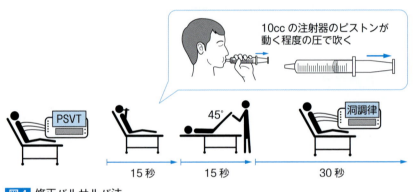

図4 修正バルサルバ法

吹き，ピストンが動く程度の圧＝40mmHgを15秒程度かける）を行い，その後，仰臥位，下肢挙上を15秒程度行う）図4．これを行うことによって，従来のバルサルバ法の効果が17％であるのに対して，修正バルサルバ法は43％の効果が認められた．これは動画を見るのが理解しやすいため一度各自確認しておくことをお勧めする（QRコードからアクセスできる）．

ピットフォール

- 修正バルサルバ法は，薬剤を使用することなく施行するため安全な手法ではあるが，めまいやふらつきなどの症状を伴っている場合には，半坐位とし対応すると，さらに脳血流が低下し症状の悪化を招きうる．血行動態はおおむね安定していながらも，そのような症状を認める場合には，半坐位とせず，下肢挙上のみでも効果があると報告されているため，そのように対応するのが現実的だろう[2]．

Take Home Message

- 非薬物治療をまずは行うこと！
- 脳血流低下のサイン（めまいやふらつき，血圧低下など）を認める場合には慎重に対応を！

参考文献

1) Appelboam A, Reuben A, Mann C, et al. Postural modification to the standard Valsalva manoeuvre for emergency treatment of supraventricular tachycardias (REVERT): a randomised controlled trial. Lancet. 2015; 386: 1747-53.
2) Pstras L, Bellavere F. In search of the optimal Valsalva maneuver position for the treatment of supraventricular tachycardia. Am J Emerg Med. 2016; 34: 2247.

〔坂本　壯〕

6 消化器内科の救急で使う薬

症例 1　吐血

使用する薬剤
- オメプラゾール（オメプラール®注〔20mg〕）
- ランソプラゾール（タケプロン®注〔30mg〕）
- ボノプラザン（タケキャブ®錠〔20mg〕）

 症例経過

60歳男性．黒色（コーヒー残渣様）吐物を嘔吐し搬送された．来院時血圧90/60mmHg，脈拍 110/分．

 この症例にどう対応する？

黒色吐物のエピソードより，上部消化管出血が疑われ，原因疾患の診断に加え，消化管出血の止血治療が求められる．消化管出血診療ガイドライン[1]に基づき，まずショックなどの循環動態や推定出血量を評価し，輸液や輸血で循環動態を安定させる．その後に，緊急上部内視鏡検査を行い，出血源の確認，診断を行い，可能なら内視鏡的止血術を考慮する．胃潰瘍・十二指腸潰瘍の内視鏡止血術後には，上記の抗潰瘍薬が投与される．大きく静注薬と経口薬に分かれるが，前者は"出血性"胃潰瘍・十二指腸潰瘍・急性胃粘膜病変に適応がある．

処方の原則

- 内視鏡検査にて出血性消化性潰瘍が確認されれば，可能なら内視鏡止血術後に，胃酸分泌抑制薬の投与を行う[1,2]．
- 経口薬は，胃酸分泌抑制効果発現までに時間を要し，初期治療は静注薬が選択されることが多い．
- 胃酸分泌抑制薬の静注薬（オメプラール®注〔20mg 1日2回〕，タケプロン®注〔30mg 1日2回〕）は，"出血性"胃潰瘍・十二指腸潰瘍・急性胃粘膜病変に適応があり，通常3日間の投与後は同成分の経口薬に切り替える．
- 経口薬は胃潰瘍・十二指腸潰瘍・急性胃粘膜病変に適応があり，ボノプラザン（タケキャブ®）20mg 1日1回，エソメプラゾール（ネキシウム®）20mg 1日1回，ラベプラゾール（パリエット®）20mg 1日1回などが，6〜8週間継続投与される．

ピットフォール

- まず全身状態を安定させたうえで，緊急内視鏡検査・治療を考慮する．
- 抗凝固薬投薬中の消化管出血では，抗凝固薬の調節も勘案する．

Take Home Message

- 出血性消化性潰瘍の内視鏡止血術後には，適切な投与方法や投与量を選択して，胃酸分泌抑制薬を投与する．

参考文献
1) 日本消化器病学会，編．消化性潰瘍診療ガイドライン 2015．改訂第2版．東京：南江堂；2015．
2) 藤城光弘，井口幹崇，角嶋直美，他．非静脈瘤性上部消化管出血における内視鏡診療ガイドライン．Gastroenterol Endosc. 2015; 57: 1648-66.

症例 2　肝硬変患者での意識障害

使用する薬剤
▶ 肝性脳症改善アミノ酸注射液
　（アミノレバン® 点滴静注〔200mL/500mL〕）

 症例経過

　アルコール性肝硬変にて外来通院中の65歳男性．家族より傾眠傾向があると指摘され，搬送された．来院時，羽ばたき振戦を認め，肝性脳症と診断された．

 この症例にどう対応する？

　意識障害の鑑別診断として，「15. 精神科の救急で使う薬」で挙げられているAIUEOTIPSが用いられる．問診・診察で，肝硬変の治療歴や羽ばたき振戦，黄疸・腹水など肝不全を疑う所見があり，血液検査で高アンモニア血症が認められれば，比較的容易に肝性脳症は診断できる．消化管出血，利尿薬投与による脱水，便秘などが誘因とされ，表1 のような昏睡のグレードも定義されている．

 処方の原則

- 肝性脳症IV度（昏睡）やIII度（興奮状態）表1 に対する治療として，「慢性肝障害時における脳症の改善」の効果をもつ，分岐鎖アミノ酸輸液製剤（アミノレバン® 1日500〜1000mL点滴静注）が投与される[1]．
- 合成二糖類（ポルトラック® 3包分3），腸管非吸収性抗菌薬（リフキシマ® 6錠分3）などの投与により，腸管内細菌のコントロールを図り，腸内でのアンモニア産生を抑制する[1]．
- 慢性期は，肝性脳症を伴う慢性肝不全患者の栄養状態の改善の目的で，アミノレバン® EN（3包朝・昼・就寝前）により肝不全の栄養管理が行われる[1]．

表1 肝性脳症の昏睡度分類（第12回犬山シンポジウム）

昏睡度	精神症状	参考事項
I	・睡眠-覚醒リズムの逆転 ・多幸気分，ときに抑うつ状態 ・だらしなく，気にとめない態度	・Retrospective にしか判定できない場合が多い
II	・指南力（時，場所）障害，物をとり違える（confusion） ・異常行動（例：お金をまく，化粧品をゴミ箱に捨てるなど） ・時に傾眠状態（普通の呼びかけで開眼し，会話ができる） ・無礼な行動があったりするが，医師の指示に従う態度をみせる	・興奮状態がない ・尿・便失禁がない ・羽ばたき振戦あり
III	・しばしば興奮状態またはせん妄状態を伴い，反抗的態度をみせる ・嗜眠状態（ほとんど眠っている） ・外的刺激で開眼しうるが，医師の指示に従わない，または従えない（簡単な命令には応じえる）	・羽ばたき振戦あり（患者の協力が得られる場合） ・指南力は高度に障害
IV	・昏睡（完全な意識の消失） ・痛み刺激に反応する	・刺激に対して，払いのける動作，顔をしかめるなどがみられる
V	・深昏睡 ・痛み刺激にも全く反応しない	

 ピットフォール

- 肝不全時には，肝腎症候群もきたしやすく，アミノレバン®点滴静注投与による窒素負荷に十分に注意を払う．
- 不穏，傾眠傾向などだけで，明らかな意識障害をきたさない肝性脳症 I・II 度や，高アンモニア血症をきたさないケースでは，肝性脳症の診断が困難な場合があり，アミノレバン®点滴静注が診断的治療に用いられることがある．
- アルコール性肝硬変では長期間の禁酒が不可欠である[1]．

Take Home Message

- 肝性脳症は肝不全の1つの病態で，肝不全に対する栄養状態の管理や腹水の対応など，総合的に全身管理を行うことが重要である．

参考文献

1) 日本消化器病学会, 編. 肝硬変診療ガイドライン2015. 改訂第2版. 東京: 南江堂; 2015.

症例3　上腹部痛

使用する薬剤
- ガベキサートメシル酸塩（エフオーワイ®）
- ナファモスタットメシル酸塩（フサン®）
- ウリナスタチン（ミラクリッド®）

症例経過

50歳男性．夕食時にビール中瓶6本を飲んだ後，激しい上腹部痛が出現し搬送された．痛みは左背部に放散し，背中を丸める姿勢でやや軽減した．血液・尿検査では，血中アミラーゼ，尿中アミラーゼの上昇を認め，腹部CT検査で膵腫大を認めた．

この症例にどう対応する？

多量飲酒のエピソードや特徴的な上腹部痛を呈する急性腹症であることから，急性膵炎が疑われる．表2に急性膵炎の診断基準[1,2]を示すが，最も多い症状は上腹部痛で，嘔吐，発熱などの症状や，状態が悪化すると，意識障害やショック状態など重症化することもあり，血液データと造影CTにより診断され，さらには表3のように，重症度判定[1,2]が行われる．2012年に急性膵炎に伴う膵および周囲組織壊死（急性膵炎の局所合併症）の定義（アトランタ分類[3]）が変更になり，「膵囊胞」というあいまいな表現を使うことを止め，4週間以内なら急性膵周囲液体貯留，急性液状化壊死（ANC），4週間以降なら膵仮性囊胞，被包化壊死（WON）と定義された表4．

急性膵炎の治療は，図1のように，絶飲食による膵臓の安静，十分な量の輸

表2 急性膵炎診断基準（下瀬川　徹. 厚生労働科学研究費補助金難治性疾患克服研究事業難治性膵疾患に関する調査研究. 平成23年度〜25年度総合研究報告書. 2014. p.61-73[2]）

1. 上腹部に急性腹痛発作と圧痛がある
2. 血中または尿中に膵酵素の上昇がある
3. 超音波，CTまたはMRIで膵に急性膵炎に伴う異常所見がある

上記3項目中2項目以上を満たし，他の膵疾患および急性腹症を除外したものを急性膵炎と診断する．ただし，慢性膵炎の急性増悪は急性膵炎に含める．
注：膵酵素は膵特異性が高いもの（膵アミラーゼ，リパーゼなど）を測定することが望ましい．

表3 急性膵炎重症度判定基準（下瀬川　徹. 厚生労働科学研究費補助金難治性疾患克服研究事業難治性膵疾患に関する調査研究. 平成23年度〜25年度総合研究報告書. 2014. p.61-73[2]）

A. 予後因子（予後因子は各1点とする）
① Base Excess ≦ − 3mEq/L，
　またはショック（収縮期血圧≦80mmHg）
② PaO_2 ≦ 60mmHg（room air），
　または呼吸不全（人工呼吸管理が必要）
③ BUN ≧ 40mg/dL（または Cr ≧ 2.0mg/dL），
　または乏尿（輸液後も1日尿量が400mL以下）
④ LDH ≧基準値上限の2倍
⑤ 血小板数≦ 10万/mm^3
⑥ 総Ca ≦ 7.5mg/dL
⑦ CRP ≧ 15mg/dL
⑧ SIRS診断基準*における陽性項目数≧3
⑨ 年齢≧ 70歳
＊：SIRS診断基準
　　(1) 体温> 38℃または< 36℃
　　(2) 脈拍> 90回/分
　　(3) 呼吸救> 20回/分
　　　またはPaCO_2 < 32Torr
　　(4) 白血球数> 12000/mm^3か< 4000/mm^3
　　　または10%幼若球出現

B. 造影CT Grade
① 炎症の膵外進展度

前腎傍腔	0点
結腸間膜根部	1点
腎下極以遠	2点

② 膵の造影不良域
膵を便宜的に3つの領域（膵頭部，膵体部，膵尾部）に分けて判定する

各区域に限局している場合，または膵の周辺のみの場合	0点
2つの区域にかかる場合	1点
2つの区域全体を占める，またはそれ以上の場合	2点

①＋②合計スコア

1点以下	Grade 1
2点	Grade 2
3点以上	Grade 3

C. 重症の判定
原則として発症後48時間以内に判定する．
A 予後因子が3点以上，またはB 造影CT Grade 2以上を重症とする．

表4 アトランタ分類2012（Banks PA, et al. Gut. 2013; 62: 102-11[3]）

4週間以内かつ壊死なし：急性膵周囲液体貯留
　　　　　　　　　　（APFC: acute peripancreatic fluid collection）
　　　　　壊死あり：急性液状化壊死（ANC: acute necrotic collection）
4週間以降かつ壊死なし：膵仮性嚢胞（PPC: pancreatic pseudocyst）
　　　　　壊死あり：被包化壊死（WON: walled-off necrosis）

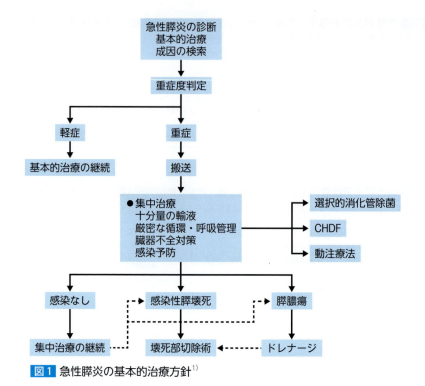

図1 急性膵炎の基本的治療方針[1]

液投与が行われる．腹痛に関しては，鎮痛薬を適宜使用され，膵酵素の活性を抑える目的で蛋白分解酵素阻害薬も使用される．重症膵炎においては，集中治療が必要で，対応可能な部署や施設に患者を移し，輸液管理に加え，臓器不全対策，感染予防，栄養管理などの全身管理が求められる．

処方の原則

- エフオーワイ®：1回100mgを5％ブドウ糖注射液またはリンゲル液を用いて溶かし，8mL/分以下で点滴静注．1日1〜3回．
- フサン®（コアインヒビター）：1回10mgを5％ブドウ糖液500mLに溶解し約2時間かけて1日1〜2回点滴静注．
- ミラクリッド®（1回25000〜50000単位を500mLの輸液に溶かし，1回当たり1〜2時間かけて1日1〜3回点滴静注．
- 急性膵炎に対する初期治療は，絶食による膵の安静（膵外分泌刺激の回避），

十分な初期輸液が基本となる．
- 急性膵炎における疼痛は，激しく持続的であり，十分なコントロールが必要である[1]；①アセリオ®注1回1000mgを15分かけて点滴静注，②ソセゴン®注1回15mgを緩徐に静注（疼痛が激しい時に追加），③ブスコパン®注1回20mgを緩徐に静注（疝痛が強い時に補助的に使用）．
- 上記の蛋白分解酵素阻害薬は，急性膵炎に対する保険適応となっていることもあり，エビデンスは不足しているが，経静脈的に投与される場合が多い．
- 抗菌薬投与に関し，軽症例に対しては感染性合併症の発生率・死亡率は低く，予防的抗菌薬は必要ない．重症例や壊死性膵炎に対する予防的抗菌薬投与は，発症早期（発症後72時間以内）の投与により生命予後を改善する可能性がある[1]．
- 重症例には，空腸まで挿入した経腸栄養チューブからの経腸栄養が適応となる．

 ピットフォール

- 急性膵炎に対する，蛋白分解酵素阻害薬（ガベキサートメシル酸塩など）の経静脈的投与による生命予後や合併症発生に対する明らかな改善効果は証明されていない[1]．
- フサン®とエフオーワイ®は配合変化があり，溶解液に注意する．
- 汎発性血管内血液凝固症（DIC）を併発すれば，用量が変わり，エフオーワイ®は，1日20〜39mg/kg，フサン®（コアインヒビター）は0.06〜0.20mg/kg/時で，24時間持続静注される．

Take Home Message
- 急性膵炎，特に重症例では，集中治療が必要となる．
- 定期的に，画像診断も含め，重症度を判定し，そのつど最も適切な治療方針を選択していく．

参考文献

1) 急性膵炎診療ガイドライン 2015 改訂出版委員会（日本腹部救急医学会，厚生労働科学研究費補助金難治性疾患等政策研究事業難治性膵疾患に関する調査研究班，日本肝胆膵外科学会，日本膵臓学会，日本医学放射線学会），編．急性膵炎診療ガイドライン 2015．改訂第 2 版．東京: 金原出版; 2015.

2) 下瀬川 徹．厚生労働科学研究費補助金難治性疾患克服研究事業難治性膵疾患に関する調査研究．平成 23 年度〜 25 年度総合研究報告書．2014．p.61-73.

3) Banks PA, Bollen TL, Dervenis C, et al. Classification of acute pancreatitis-2012: revision of the Atlanta classification and definitions by international consensus. Gut. 2013; 62: 102-11.

〔道田知樹，屋嘉比康治〕

7 呼吸器内科の救急で使う薬

  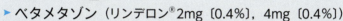

症例1　Aspirin Exacerbated Respiratory Disease（AERD）（アスピリン喘息）

使用する薬剤

▶ ベタメタゾン（リンデロン® 2mg〔0.4%〕，4mg〔0.4%〕）

 症例経過

　55歳女性がホテルで歯磨きをした後に喘息発作を起こし，救急搬送された．意識清明．呼吸数24/分，脈拍126/分，血圧118/78mmHg，体温36.9℃．全肺野に著明なwheezesを聴取する．会話はとぎれとぎれで，横になれない．現在近医において喘息の治療中で，サルメテロールキシナホ酸塩/フルチカゾンプロピオン酸エステル合剤（アドエア®）を毎日吸入し，4週間に1回メポリズマブ（ヌーカラ®）の注射を受けているとのこと．また，5年前に耳鼻咽喉科で鼻ポリープの手術を2回受けている．

 この症例にどう対応する？

　もともと難治性喘息の既往があり，生物学的製剤を導入されていることから，きわめてコントロールがつきにくい喘息発作であることが予想される．また，耳鼻咽喉科で鼻ポリープの手術歴があることや，洗面中に喘息発作を発症していることから，aspirin exacerbated respiratory disease（AERD），いわゆるアスピリン喘息の可能性が高い．洗面中に用いる練り歯磨きは，アスピリン喘息の発作を誘発するリスク因子として知られている 表1 ．そのほか，まれではあるがイチゴ，

表1 AERDの喘息発作リスク因子

1. 非ステロイド性解熱鎮痛薬（NSAIDs）

アスピリン，インドメタシン，イブプロフェン，ジクロフェナクナトリウム，ナプロキセン，メフェナム酸，ピロキシカムなど
　　※アセトアミノフェン（1回300mg以下），サリチル酸ナトリウムは発作誘発作用が弱い．
　　※チアラミド（ソランタール®）は添付文書には禁忌という記載があるが，発作誘発作用はない．

2. コハク酸エステル型ステロイド：下記参照

	コハク酸エステル型ステロイド（AERDに禁忌）	リン酸エステル型ステロイド
ヒドロコルチゾン	サクシゾン®，ソル・コーテフ®	水溶性ハイドロコートン®，ヒドロコルチゾンリン酸エステルナトリウム®
プレドニゾロン*	水溶性プレドニン®，プレドニゾロンコハク酸エステルナトリウム®	―
メチルプレドニゾロン	ソル・メドロール®，ソル・メルコート®，メチルプレドニゾロンコハク酸エステルナトリウム®	―
デキサメタゾン	―	デカドロン®，デキサート®，オルガドロン®
ベタメタゾン	―	リンデロン®，リノロサール®，ベタメタゾンリン酸エステルナトリウム®

*プレドニゾロン錠の内服は安全に使用できる

3. 添加物

タートラジン（食用黄色4号），安息香酸ナトリウム（防腐剤），パラベン（防腐剤）など
　　※食用黄色5号，赤色2号，赤色102号などに発作誘発作用はない．
　　※ネブライザーで用いるビソルボンにはパラベンが含まれている．

4. その他

・イチゴ，トマト，柑橘類，ブドウなどの自然界のサリチル酸化合物
・ペパーミント，メントール，化粧品，防虫剤，香料が多いシャンプー，ミント系の練り歯磨きなど

トマト，柑橘系などのサリチル酸を含む食材で発作を起こすこともある．

　本症例は，横になれない状態であるため喘息における「発作治療ステップ2」以上に該当する **表2**．AERDはアナフィラキシーに準じて対応することが好ましく，アドレナリン（ボスミン®）の皮下注射あるいは筋肉注射※に関しては異論のないところだろう（※個人的には筋肉注射を適用している）．論点は救急で

表2 喘息の発作治療ステップ（文献2より改変）

	治療	対応の目安
発作治療ステップ1： 動くと苦しい，苦しいが横になれる	・短時間作用性β₂刺激薬吸入（20分おき） ・ブデソニド/ホルモテロール吸入薬追加（SMART療法施行時）	・医師による指導の下で自宅治療可
発作治療ステップ2： 苦しくて横になれない，歩行可能	・短時間作用性β₂刺激薬ネブライザー反復吸入（20分おき） ・酸素吸入（SpO₂ 95％前後を目標） ・ステロイド薬全身投与 ・アミノフィリン点滴静注併用可（p.109参照） ・0.1％アドレナリン（ボスミン®）皮下注*使用可	・救急外来：2〜4時間で反応不十分，1〜2時間で反応がなければ入院治療 ・入院治療：高度喘息症状として発作治療ステップ3を施行
発作治療ステップ3： 苦しくて動けない，歩行不能	・短時間作用性β₂刺激薬ネブライザー反復吸入（20分おき） ・酸素吸入（SpO₂ 95％前後を目標） ・ステロイド薬全身投与 ・アミノフィリン点滴静注併用可（p.109参照） ・0.1％アドレナリン（ボスミン®）皮下注*使用可 ・吸入短時間作用性抗コリン薬併用可	・救急外来 ・1時間以内に反応なければ入院治療 ・悪化すれば重篤症状の治療へ
発作治療ステップ4： 呼吸減弱，チアノーゼ，会話不能，意識障害	・上記治療継続 ・症状，呼吸機能悪化で挿管・人工呼吸 ・全身麻酔（イソフルラン，セボフルランなどによる）を考慮	・ただちに入院，ICU管理

*個人的には筋肉注射を適用している.

用いる全身性ステロイドである．頻繁に用いられるメチルプレドニゾロンを選択しないよう注意が必要である．これは，メチルプレドニゾロンはコハク酸エステル型ステロイドであり，AERDを悪化させるリスクが高い．ヒドロコルチゾンにはコハク酸エステル型のものとリン酸エステル型の両方があるので注意が必要である．

AERDは，アスピリンに対するアレルギーではなく，シクロオキシゲナーゼ–1

阻害作用を持つ非ステロイド性解熱鎮痛薬（NSAIDs）により，気道症状が顕在化する不耐症である．国立病院機構ネットワーク研究[1]）によると，疑い例を含めたAERDの頻度は，男性3.6～5.0％，女性7.8～10.1％と報告されている．ただし，AERDの確実な診断は難しい．喘息発作に対してメチルプレドニゾロンが効果を発揮しなかっただけで，「AERDかもしれない」という主治医によるバイアスが入るからだ．NSAIDsを投与して明らかに悪化すればともかく，なかなか発作が解除されない症例はよく経験する．また，AERDを見逃すのもよくないが，安易にAERDと診断してしまうような行為も避けたい．

本症は，重症喘息の既往，鼻ポリープ合併，普段とは異なる歯磨き粉を用いて発作を起こしていることから，AERDの診断は容易である．初期治療としてネブライザーによるβ_2刺激薬（症例2参照）を考慮してよいが，発作治療ステップ2以上であることから全身性ステロイドは必須である 表2 ．可能なら，まず錠剤のプレドニゾロン（プレドニン®）をトライしたい．プレドニゾロン錠は内因性コルチゾルと構造が類似しており，AERD患者に対して過敏症状は起こらない．発作が重篤で内服ができない場合，点滴静注にはリン酸エステル型ステロイドであるベタメタゾン（リンデロン®），デキサメタゾン（デカドロン®），ヒドロコルチゾン（ハイドロコートン®）を用いるべきである．

処方の原則

- 生理食塩水100mLに混ぜて，30分～1時間程度で落とす．
- リンデロン®の投与量に厳密なエビデンスはないが，初回8mgを点滴し，その後4～8mgを6時間ごとに投与することが多い．
- アドレナリン（ボスミン®）は発作を即座に抑制する作用があるが，全身性ステロイドは第2波・3波を抑制する効果がある．
- 喘息発作に対する全身性ステロイドは，5日間程度で十分である．発作後1週間以内の発作の再発を抑制し，その効果は3週間持続するといわれている[3]）．

ピットフォール

- 安易にAERDと診断をしないこと．もしAERDという診断名がつくと，生涯にわたりNSAIDsを投与できないリスクを背負う．後日改めてアレル

ギー科で評価してもらうことが望ましい.

- 女性,鼻ポリープの2点がそろっておれば,全身性ステロイドはリン酸エステル型のものを選ぶ方がよい.最近は,コハク酸エステル型ステロイドを喘息発作に用いない呼吸器内科も出てきた.このストラテジーは否定されるものではない.

Take Home Message

- 鼻ポリープを合併している女性の喘息発作をみた場合,AERD を疑う.
- AERD に対する全身性ステロイドは,コハク酸エステル型のものは避け,プレドニゾロン錠やリン酸エステル型ステロイド(リンデロン®,デカドロン®,ハイドロコートン®)を選ぶ.
- そして,安易に AERD という烙印を押さないこと.

参考文献

1) 福冨友馬,谷口正実,粒来崇博,他.本邦における病院通院成人喘息患者の実態調査:国立病院機構ネットワーク共同研究.アレルギー.2010; 59: 37-46.
2) 一般社団法人日本アレルギー学会喘息ガイドライン専門部会,監修.喘息予防・管理ガイドライン 2018.東京:協和企画; 2018.
3) Rowe BH, Spooner C, Ducharme F, et al. Corticosteroids for preventing relapse following acute exacerbations of asthma. Cochrane Database Syst Rev. 2007 Jul 18; (3): CD000195.

症例 2　COPD 増悪

使用する薬剤
▶ サルブタモール硫酸塩（ベネトリン® 吸入液 0.5%）

症例経過

　80歳男性，COPDで通院中．3日前から感冒症状があり，徐々に息が苦しくなってきたため救急搬送された．喀痰膿性度が増しているが，喀痰量は増えていない．喘鳴がひどく，前胸部に rhonchi を聴取する．意識は清明．呼吸数 22/分，脈拍 110/分，血圧 126/80mmHg，体温 37.2℃，SpO_2 88%（室内気）．鼻カニュラ 1L/分を開始した．救急搬送直後の動脈血液ガス分析では pH 7.411，$PaCO_2$ 43Torr だった．

この症例にどう対応する？

　感冒を契機に発症した COPD 増悪である．COPD 増悪の明確な定義はないが，古典的には Anthonisen らの分類[1]が用いられ，近年は毎年改定される GOLD の分類[2]を踏襲している論文が増えている 表3 ．本症は，Anthonisen 分類の中等症で，治療の観点からは抗菌薬や全身性ステロイドが必要な COPD 増悪と考えてよさそうである．COPD 増悪に対しては，ABC アプローチ（Antibiotics〔抗菌薬〕-Bronchodilator〔気管支拡張薬〕-Corticosteroids〔ステロイド〕）がもっぱらよく適用されるが，救急外来でまず行うべきは喘鳴の解除である．すなわち，「B」が優先される．

　気管支拡張薬には短時間作用性 $β_2$ 刺激薬が用いられる．コクランレビュー[4]で，pMDI とネブライザーのどちらがよいか検討されているが，呼吸困難の改善，入院期間，副作用などに差はなかった．そのため手持ちの短時間作用性 $β_2$ 刺激薬があればそれを用いてもよいが，個人的な印象では COPD 増悪時にまともに吸入できる患者は少ないように思う．pMDI 吸入後の息止めなど，至難の業である．ゆえに，救急外来ではまずネブライザーによる短時間作用性 $β_2$ 刺激薬吸入を試みたい．もちろん，点滴ルートをとって，全身性ステロイドを同時に

表3 COPD増悪の重症度分類

	軽症	中等症	重症
Anthonisen らの分類[1]	3型増悪 呼吸困難感, 喀痰量, 喀痰膿性度の増加のうち1つを満たし, かつ以下のうち1つ以上を満たすもの ・咳嗽 ・wheezes ・発熱（他に原因がないもの） ・過去5日以内の上気道感染 ・ベースラインの20％を超える呼吸数増加 ・ベースラインの20％を超える心拍数増加	2型増悪 呼吸困難感, 喀痰量, 喀痰膿性度の増加のうち2つを満たすもの	1型増悪 呼吸困難感, 喀痰量, 喀痰膿性度の増加をすべて満たすもの
Rodriguez の分類[3]	元の環境で治療が継続できるもの	追加治療のため受診必要性が高いもの	急速な明らかな症状悪化で, 入院を要するもの
GOLD2018 の分類[2]	下記の追加治療を要する呼吸器症状の急性増悪		
	短時間作用性気管支拡張薬のみの追加を要する	短時間作用性気管支拡張薬に加え, 抗菌薬や全身性ステロイドを要する	入院や救急外来受診を要する（急性呼吸不全に関連）

投与してもよい．

短時間作用性β_2刺激薬の代表格がベネトリン®である．0.5％吸入液であれば，0.3〜0.5mL（1.5〜2.5mg）を吸入する．20分あけて1時間に3回程度までトライしてもよいが，それ以上吸入しても効果は頭打ちになる．

処方の原則

- ネブライザー吸入液の全量はあまり少なすぎると効果が発揮できないため，全量を8〜10mL程度にすべきである（例：ベネトリン®吸入液0.5％ 0.5mL＋生理食塩水8mL ネブライザー吸入）．ただし，非侵襲性陽圧換気で用いる場合，3mLの規格しかない（Philips NIVO/Pro-X ネブライザ・シ

ステム).
- ベネトリン®以外にも，N-アセチルシステイン（ムコフィリン®）などを混ぜてネブライザー吸入することがある．ただし，複数の薬剤を混合させたネブライザーの有効性にエビデンスはない．

ピットフォール

- 救急対応中の $PaCO_2$ の上昇に注意する．
- 短時間作用性 β_2 刺激薬は，その場の喘鳴を解除するに過ぎないため，入院のうえ，COPD 増悪に対する抗菌薬と全身性ステロイドを適用すべきである．
- 頻脈性不整脈の既往がある患者で頻回に短時間作用性 β_2 刺激薬を吸入すると，不整脈のリスクとなるため，心電図モニターの波形に注意する．
- ネブライザー吸入を行うと気道が加湿されるため，喀痰が一時的に増える．喀出できない患者では吸痰が必要になる．

Take Home Message

- COPD 増悪に対する ABC アプローチのうち，最初に開始すべきは「B」である．
- pMDI の短時間作用性 β_2 刺激薬は息止めができない可能性があるので，ネブライザー吸入で投与する方が望ましい．
- ネブライザー吸入による喀痰増加に注意する．

参考文献
1) Anthonisen NR, Manfreda J, Warren CP, et al. Antibiotic therapy in exacerbations of chronic obstructive pulmonary disease. Ann Intern Med. 1987; 106: 196-204.
2) Global Strategy for Prevention, Diagnosis and Management of COPD, GOLD Reports 2019.
3) Rodriguez-Roisin R. Toward a consensus definition for COPD exacerbations. Chest. 2000; 117（5 Suppl 2）: 398S-401S.
4) van Geffen WH, Douma WR, Slebos D, et al. Bronchodilators delivered by nebuliser versus pMDI with spacer or DPI for exacerbations of COPD. Cochrane Database Syst Rev. 2016 Aug 29;（8）: CD011826.

症例3　喘息発作

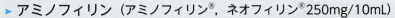

使用する薬剤
▶ アミノフィリン（アミノフィリン®，ネオフィリン®250mg/10mL）

 症例経過

　小児喘息の既往がある32歳男性．飲み会で焼酎を飲んでいたところ，喘鳴が出現し，搬送された．呼吸数28/分，脈拍138/分，血圧94/60mmHg，体温36.1℃，SpO_2 91％（室内気）．顔面苦悶様でチアノーゼがみられる．全肺野にwheezesを聴取する．最後の喘息発作は12年前の成人式の飲み会であり，それ以降アルコールは控えていたという．アドレナリン0.3mgを筋注し，ネブライザーでサルブタモール（ベネトリン®）を吸入しつつベタメタゾン（リンデロン®）8mgを点滴した．治療開始から1時間が経過したが，チアノーゼは改善したものの喘鳴が残る．会話が少しできるようになったが，まだ横にはなれない．

 この症例にどう対応する？

　チアノーゼが出現しており，発作治療ステップ4 表2 を適用する必要があった症例である．アドレナリンなどの反応性は悪くなく，挿管する必要はないだろう．しかし，もはや使用できる薬剤がなく，もう少し喘鳴を取り去りたいような本症の場合，日本のガイドライン[1]では，アミノフィリンの使用が推奨される．
　アミノフィリンは，国内外で推奨度が異なる．海外では，アミノフィリンによる喘息発作軽減と副作用を比べると，後者のリスクの方が高いと考えられており，使用は推奨されていない．コクランレビュー[2]では，短時間作用性β_2刺激薬吸入にアミノフィリンを加えても入院のリスクを有意に減らすことはできず（オッズ比0.58，95％信頼区間0.30-1.12），ピークフローには有意差はなかったと報告されている（平均差22.20L/分，95％信頼区間−56.65-101.05L/分）．ベースラインの気流制限で層別化した解析でも，どのサブグループにおいてもアミノフィリンの上乗せ効果は観察されなかった．効果がないばかりか，動悸・不整脈（オッズ比3.02，95％信頼区間1.15-7.90），嘔吐（オッズ比4.21，95％信

頼区間 2.20-8.07）のリスクが上昇した．

　となると，なぜ日本の喘息診療でアミノフィリンが用いられているのかという謎が残る．前述のコクランレビューでは有効性が否定されているが，過去の臨床試験においていくつか有効性を示すものがある．たとえば，喘息発作に対して，短時間作用性β_2刺激薬吸入とステロイド静注に，アミノフィリンまたはプラセボを静注した二重盲検試験[3]では，アミノフィリンを上乗せした群で入院の頻度が減ったと報告されている．また，成人では否定的なエビデンスが多いが，小児集中治療の領域では喘息発作に対して半数以上の医師がアミノフィリンを使用していることが明らかになっている[4]．奥の手が必要な時，アミノフィリンを使わざるを得ないと考える呼吸器内科医や小児科医は少なくない．

　ゆえに，発作治療ステップ4で挿管を回避したいようなケースでは，日本のガイドライン[1]に準じてアミノフィリンを点滴してもよいかもしれない．ただし，切れ味はよくないこと，副作用が多いことを臨床医は知っておくべきである．

処方の原則

- 基本的に国内外で推奨度が異なる薬剤であることを知っておく．
- アミノフィリン（250mg/筒）を輸液（生食250mLなど）に希釈し，最初の半量を15分程度で投与し（およそ6mg/kg相当），残りの半量を45分程度で投与する．
- アミノフィリンはテオフィリン2分子とエチレンジアミン1分子から構成されているため，体内ではテオフィリンとして存在する．ゆえに，テオフィリンを内服している患者では，投与量は半量程度とすべきである．
- 点滴後に嘔気や動悸が出現することがあるため，注意する．

ピットフォール

- 高齢患者，肥満患者，マクロライド系抗菌薬：ニューキノロン系抗菌薬を用いている患者，テオフィリンを用いている患者では血中濃度が上昇しやすくなるため注意が必要である．
- 血中濃度が急激に上昇すると，嘔吐，動悸だけでなく難治性の痙攣や低カリウム血症を発症することがある（ただしネオフィリン® 1筒程度でそこまで到達した人を筆者は見たことがない）．

- 喘息発作の第一選択として用いる薬剤でないことに留意すべきである．あくまで奥の手である．

Take Home Message

- 難治性喘息発作の場合にアミノフィリンの点滴を考慮してもよいが，副作用が出やすいため注意が必要である．リスクとベネフィットを考慮して用いる．

参考文献

1) 一般社団法人日本アレルギー学会喘息ガイドライン専門部会，監修．喘息予防・管理ガイドライン 2018．東京：協和企画；2018．
2) Nair P, Milan SJ, Rowe BH. Addition of intravenous aminophylline to inhaled beta (2)-agonists in adults with acute asthma. Cochrane Database Syst Rev. 2012 Dec 12; 12: CD002742.
3) Wrenn K, Slovis CM, Murphy F, et al. Aminophylline therapy for acute bronchospastic disease in the emergency room. Ann Intern Med. 1991; 115: 241-7.
4) Dalabih A, Harris ZL, Bondi SA, et al. Contemporary aminophylline use for status asthmaticus in pediatric ICUs. Chest. 2012; 141: 122-3.

〔倉原　優〕

8 腎臓内科の救急で使う薬

症例 1　急性腎障害（高カリウム血症），うっ血性心不全

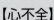

▶ 使用する薬剤

【心不全】
- 非侵襲的陽圧換気（noninvasive positive airway pressure: NPPV），血管拡張薬，利尿薬

【高カリウム血症】
- グルコン酸カルシウムまたは塩化カルシウム，グルコース-インスリン（glucose-insulin: GI）療法，利尿薬，陽イオン交換樹脂，緊急血液透析

症例経過

　60代男性．数日前から発熱・湿性咳嗽が出現し自宅で様子をみていたが，呼吸苦が出現し増悪してきたため救急要請し，救急外来に搬送された．既往に心筋梗塞があり，経皮的冠動脈形成術が施行されている．他の既往は糖尿病，慢性腎不全（stage 4），脂質異常症がある．バイタルサインは意識GCSでE4V4M6，血圧186/112mmHg，脈拍140/分・洞調律，呼吸数28/分・起坐呼吸，SpO$_2$ 90%（O$_2$リザーバーマスク10 L/分），体温38.5℃．胸部レントゲンは両肺野で全体的に透過性が低下しており，心エコーで左室収縮能は20%程度であった．採血データ：Cr 5.8mg/dL，K 6.5mEq/L，BNP 2086pg/mL，WBC 16800/μL，CRP 15.04mg/dL．血液ガス：pH 7.30，PaCO$_2$ 44mmHg，HCO$_3$ 12mmol/L，BE −8mmol/L．なお自尿は最近になってほとんど出ていないとのことであった．

この症例にどう対応する？

本症例の診断は虚血性心疾患，糖尿病性の慢性腎不全などが既往にあり肺炎が誘引となった急性のうっ血性心不全，急性腎障害（acute kidney injury：AKI）である．

まず最も重要なのは誘引となったと考えられる肺炎へのアプローチである．感染のワークアップを行い，抗菌薬による治療を開始する．

次にうっ血性心不全に対しては，NPPV を使用し，前負荷の軽減，心収縮力のサポート，後負荷の軽減を行うと共に呼吸のサポートを行う．NPPV は陽圧による循環・呼吸両面への効果が認められており，意識や気道に問題がなければ最初に試してみるべきである．腎機能が比較的保たれている場合は NPPV だけで心不全の改善が得られることもある．薬剤を含め詳細に関しては循環器内科の項（→ p.86）や成書を参照されたい．

本症例のように慢性腎不全に AKI が重なり自尿も認められない場合，心不全よりも高カリウム血症により致死的な経過をたどる可能性が十分に考えられる．高カリウム血症の原因は，①摂取量が多い，②排泄量が少ない，③細胞内から細胞外に移動する，のいずれかまたは複数である．本症例では自尿がなくなり排泄量が低下していることが高カリウム血症の原因のメインであるが，呼吸不全，腎性の代謝性アシドーシスによるアシデミアの進行による細胞内からの移動も加担していると考えられる．

高カリウム血症の治療法としては，グルコン酸カルシウムまたは塩化カルシウム，GI 療法，利尿薬，陽イオン交換樹脂，緊急血液透析がある．

本例のようにすぐには腎機能の改善が期待できないと思われる症例では，グルコン酸カルシウムまたは塩化カルシウム，GI 療法，利尿薬で一時的に細胞外のカリウムを低下させた上で，ブラッドアクセスを確保して緊急血液透析を行う必要がある．

 ## 処方・対応の原則

- **カルチコールまたは塩化カルシウム**
  - 心筋の細胞膜の安定化のために用いられる．循環動態への影響があるため緩徐に投与する．塩化カルシウムは濃度が高いため用量に注意が必要である．

効果は 30 〜 60 分. ジギタリス中毒の際は禁忌となる.

● GI 療法

- カリウムを細胞内へ移行させることを目的としている. 様々な方法があるが, レギュラーインスリン 10 単位＋ 50％ブドウ糖 50mL を使用例として挙げておく. 低血糖に注意が必要. 最大効果は 30 〜 60 分.

● 利尿薬

- 尿中への排泄を目的とする. 循環血液量が十分に保たれている場合に使用する. 腎機能にもよるが, 使用量はフロセミド 20 〜 100mg.

● 陽イオン交換樹脂

- 腸管への排泄を目的とする. 30 〜 60g を投与する. 腸管壊死の報告がある.

● 血液透析

- 高カリウム血症に対する最も有効な治療法である. 内シャントがない場合はカテーテルを用いたブラッドアクセスの留置が必要である. 侵襲的な治療法であるため適応については検討が必要である. KDIGO のガイドラインにおける血液透析の絶対適応については 表1 表2 にまとめた.
- 救急領域から少し逸脱してしまうが, 集中治療領域においては AKI に対する研究が多数存在しており, 血液透析の方法・モード・開始のタイミングなどについての知見が蓄積されてきている. 早期の透析による有害性もあるため血液透析の適応の可否を判断することは容易ではないが, 絶対適応に関しては慎重になりすぎる必要はないと思われる.

表1 AKIの定義（KDIGO 2012[2]）

血清 Cr が 48 時間以内に 0.3mg/dL 以上上昇
血清 Cr が 7 日以内にベースラインから 1.5 倍以上上昇
尿量が 0.5mL/kg/時未満で 6 時間継続

表2 血液透析の絶対的適応（KDIGO 2012[2]）

高カリウム血症	$K > 5.5 \sim 6.6$
アシデミア	$pH > 7.15$, $HCO_3 < 15$
肺うっ血	利尿薬に反応しない肺水腫, 低酸素血症
尿毒症	尿素窒素（BUN）$> 100mg/dL$, 尿毒症の症状がある場合
（薬物中毒）	適応薬物に限る

ピットフォール

- 高カリウム血症の場合，比較的時間に余裕がない場合が多いため，初期対応をしっかりと行えるように知識を整理しておく必要がある．少なからず心電図変化（P波の消失，テント上T波，徐脈など）が起きていないか，注意深く心電図のモニタリングを行うことが重要である．
- グルコン酸カルシウムまたは塩化カルシウムやGI療法は効果が一時的であることに注意が必要である．
- 血液透析の絶対適応でない場合，グルコン酸カルシウムまたは塩化カルシウムやGI療法は時間を稼ぐという点ではよいが，その後を考えて，自尿が期待できない場合は血液ガスでのこまめな評価を行いつつ少なくともブラッドアクセスの確保を行い，いつでも緊急血液透析が行えるように備えておく必要がある．
- AKIに至った原因にもよるが，一般的にAKIは死亡率の上昇と関係する．AKIを早期に認識して原因の検索，治療を行うことが重要である．

Take Home Message

- 高カリウム血症の治療法について，いつでも行えるように知識の整理をしておく．
- 心電図のモニタリングをしっかりと行う．
- 血液透析の絶対適応の場合は緊急事態であると認識し，専門医にコンサルトする．
- 原因の検索を忘れずに行う．
- AKIは認識することが重要である．

参考文献

1) Kovesdy CP. Management of hyperkalemia: An Update for the Internist. Am J Med. 2015; 128: 1281-7.
2) Kellum JA, Lameire N, Aspelin P, et al. Kidney disease: Improving global outcomes (KDIGO) acute kidney injury work group. KDIGO clinical practice guideline for acute kidney injury. Kidney Int Suppl. 2012; 2: 1-138.

3) Levey AS, James MT. Acute Kidney Injury. Ann Intern Med. 2017; 167: ITC66-ITC80.
4) Joannidis M, Druml W, Forni LG, et al. Prevention of acute kidney injury and protection of renal function in the intensive care unit: update 2017: Expert opinion of the Working Group on Prevention, AKI section, European Society of Intensive Care Medicine. Intensive Care Med. 2017; 43: 730-49.

症例 2　薬剤性腎障害

- 特にない.
- 腎機能を悪化させうる薬剤についての知識を整理する.
- 腎機能に合わせて薬剤の用量を調節する.

症例経過

60代女性. 既往に腰痛があり, 複数の病院から鎮痛薬が処方されている. 腎機能の異常はこれまで指摘されたことはない. 2週間前に感冒症状があり近医を受診, 現在感冒症状は改善しているが, 軽度の呼吸苦と全身のむくみを自覚したため救急外来を受診した. 問診にて尿量の減少を, 採血で腎機能障害を認めたためお薬手帳の確認を行ったところ, 2カ月前から3種類のNSAIDs, H_2受容体拮抗薬, 2週間前には感冒症状に対して抗菌薬まで処方されていた.

この症例にどう対応する？

唯一行えることは疑わしい薬剤の中止である. 腎障害の重症度によっては症例1のように緊急透析を含めた対応が必要となる.

薬物による腎障害は, 腎臓内血行動態への影響, 腎尿細管障害, 間質性腎炎に分けられる.

- 腎実質内の血行動態に影響する薬物

  NSAIDs, ACE阻害薬, アンジオテンシン受容体拮抗薬, シクロスポリ

ン，タクロリムスなど．
- 急性尿細管壊死（acute tubular necrosis：ATN）を起こしうる薬物
  尿細管に並行している上皮細胞の炎症で尿細管腔内に細胞が剥がれ落ちて閉塞することで腎機能を障害する．
  抗菌薬（アミノグリコシド系），アムホテリシンB，シスプラチンなど．
- 急性間質性腎炎
  腎間質を含む炎症の波及であり急性腎障害様の症状が出現する．
  抗菌薬（ペニシリン系，セファロスポリン系，スルホンアミド系，バンコマイシン，マクロライド系，テトラサイクリン系，リファンピシン），抗痙攣薬（フェニトイン，バルプロ酸），H_2受容体拮抗薬，NSAIDs，プロトンポンプ阻害薬など．

処方・対応の原則

- 腎障害を起こしうる薬剤を不必要に使用しないように普段から知識を整理しておく．やむを得ず使用する場合は，そのリスクの説明と，注意深い尿量・電解質のモニタリングや腎機能のフォローアップが必要である．
- 腎機能を意識した処方を行い，投与量の調整を行う．
- 急性間質性腎炎ではステロイドを用いる場合がある．

ピットフォール

- 救急外来でも薬剤性の腎障害に遭遇するが，正確な処方薬を把握することは難しい場合が多い．お薬手帳などを可能な限り早期に入手して薬剤の調整を行うことが重要である．
- 腎機能を障害しやすい薬剤に関してすべて記憶することは現実的に困難である．その都度薬剤を調べるなどの地道な努力が大切である．

Take Home Message

- 薬物を使用する際は腎機能への影響を常に考えるべきである.
- 腎障害をきたす薬剤を理解するとともに，腎機能に合わせた用量で処方を行う必要がある.
- 薬剤が原因と思われる腎障害が認められた場合，使用している薬剤の中止・変更を行う.
- 経過中に腎機能が変化する場合はその都度腎機能に合わせた用量の調整を行う.

参考文献
1) 日本腎臓学会. 薬剤性腎障害診療ガイドライン 2016. 日腎会誌. 2016; 58: 477-555.
2) Awdishu L, Mehta RL. The 6R's of drug induced nephrotoxicity. BMC Nephrol. 2017; 18: 124.

症例3　造影剤腎症

使用する薬剤
- 特にない.
- 予防が最も重要. 現時点で有効とされる治療法はない.

 症例経過

　70代女性．既往に糖尿病があり，以前より腎機能の低下を指摘されていた．歩行者と自動車の交通事故で受傷し救命救急センターに搬送された．初療時のFAST（focused assessment with sonography for trauma）はDouglas窩で陽性．腹腔内の出血が疑われたため出血源精査目的に造影CTを施行した．CT所見から骨盤骨折の診断となり，緊急血管造影，経カテーテル動脈塞栓術（transcatheter arterial embolization: TAE）を施行する運びとなった．その後ICUに入室し経

過をみていたが，尿量の減少，血清 Cr の上昇が認められた．

この症例にどう対応する？

　救急においては，救命のために必要性が上回ると考えられる場合は，原因検索・治療のために造影剤を用いた検査や治療手技が行われることが多い．造影剤による有害事象は多数存在するが，腎臓に関して特に重要なものは造影剤腎症（contrast induced nephropathy：CIN）である．造影剤を用いた際に起こりうる腎障害であり，一般的に「造影後 48 時間以内に 0.5mg/dL 以上，またはベースラインから 25％以上の Cr の上昇」と定義されている．

　造影剤腎症のメカニズムとして尿細管への直接的な細胞毒性，腎髄質の血管収縮による低酸素などが知られている．造影剤腎症のリスクファクターを 表3 にまとめた．造影剤腎症に対する治療法は確立されておらず，予防が最も重要である．比較的根拠が強い予防法として，生理食塩水による輸液での予防が挙げられる．具体例として造影剤使用前後での 0.9％生理食塩水 3 ～ 4mL/kg/時などがある．

表3 造影剤腎症のリスクファクター

- 慢性腎不全
- 糖尿病
- 高齢者
- 脱水
- うっ血性心不全
- ショック
- 腎毒性物質の併用
- 造影剤の投与量
- 高浸透圧性造影剤
- 多発性骨髄腫　ほか

処方・対応の原則

- 不必要な造影剤を用いた検査・治療を行わない．
- 最もエビデンスのある予防法は生理食塩水による輸液である．
- 炭酸水素ナトリウムが一時期使用されていたが現在はあまり支持されていない．
- 他にも NAC（N-acetylcysteine），スタチンなどの有効性は確立されていな

い．
- 予防が最も重要である．

ピットフォール

- 造影剤腎症は短期的・長期的な死亡率の上昇，慢性腎不全への進展などとの関連が報告されている．
- 予定か緊急かで予後には差が生じる（正常腎機能の予定1％，緊急10％，重症18％）．
- 一方で救急領域，ICU領域においてはその他の腎機能障害の因子が多いため，造影剤の影響は小さいとされている．

Take Home Message

- 検査・治療における造影剤の必要性を十分検討する．
- 最低限の造影剤の使用を心がける．
- 救命のために造影剤による検査・治療の利益が大きいと思われる場合は，その後の経過で造影剤腎症が発症する可能性を念頭に置いた管理が必要である．
- 予定検査・治療の場合は生理食塩水による予防を行う．

参考文献

1) Ozkok S, Ozkok A. Contrast-induced acute kidney injury: A review of practical points. World J Nephrol. 2017; 6: 86-99.
2) 日本腎臓学会，日本医学放射線学会，日本循環器学会，共同編集．腎障害患者におけるヨード造影剤使用に関するガイドライン2018．東京：東京医学社；2018.

〔亀田慎也〕

9 血液内科の救急で使う薬

症例1　腫瘍崩壊症候群

使用する薬剤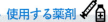
- ラスブリカーゼ（ラスリテック®）
- フェブキソスタット（フェブリク®）
- 大量輸液（生理食塩水点滴）

使用することのある治療法
- 血液透析，利尿薬，グルコース – インスリン療法

症例経過

　36歳男性，急性リンパ性白血病の患者が救急搬送された．血液データは，WBC 460000/μL（リンパ芽球96％），Hb 5.6 g/dL，Plt 0.6万/μL，LDH 3600 U/L，UA 12.6 mg/dL，Cr 2.26 mg/dL，BUN 46 mg/dL，K 6.6 mEq/L，IP 7.5 mEq/L であった．

この症例にどう対応する？

　急性リンパ性白血病や悪性リンパ腫など，血液悪性腫瘍では腫瘍崩壊症候群（tumor lysis syndrome：TLS）を合併することがある．TLSとは，腫瘍細胞の崩壊に伴い，高尿酸血症，高カリウム血症，高リン血症，低カルシウム血症などをきたす結果，急性腎不全，不整脈などを引き起こす緊急性の高い病態である．

表1 TLS診断基準

Laboratory TLS	下記の臨床検査値異常のうち2個以上が化学療法開始3日前から開始7日後までに認められる ・高尿酸血症: 正常上限を超える ・高カリウム血症: 正常上限を超える ・高リン血症: 正常上限を超える
Clinical TLS	Laboratory TLSに加えて下記のいずれかの臨床症状を伴う ・腎機能: 血清クレアチニン ≧ 1.5 × 正常上限 ・不整脈，突然死 ・痙攣

TLSは血液内科的エマージェンシーの1つであり，適切な対処が必要である．現在，TLSは2004年に報告されたCairo–Bishop分類に基づき，laboratory TLSとclinical TLSの2つに分けて定義されることが多い．Laboratory TLSは，高尿酸血症，高カリウム血症，高リン血症のうち，いずれか2つ以上の代謝異常が，治療開始の3日前から7日後までに起こった場合と定義されている．Clinical TLSはlaboratory TLSに加えて，腎機能低下（血清クレアチニン上昇），不整脈または突然死，痙攣のうち，いずれか1つ以上の臨床的な合併症を認めた場合と定義されている 表1 ．

　血液悪性腫瘍に対し化学療法を行った際に合併しやすいほか，本症例のように腫瘍量が多いこと，治療開始前の腎機能が悪いこと，尿酸値が高いことは発症のリスクである．Laboratory TLSの存在をスクリーニングで測定し，存在するならばclinical TLSの有無を確認し，clinical TLSの場合にはTLS治療を行う．Laboratory TLSをスクリーニングにて認めない場合には，原疾患などリスクに応じた予防的治療を行う．疾患ごとの発症リスクについては，腫瘍崩壊症候群（TLS）診療ガイダンスを参照して頂きたいが，もともとの腎機能障害または腫瘍の腎浸潤を認める場合には，リスク分類が1段階アップするよう分類されている[1]．

　心機能に問題のない患者では，TLS発症予防として，補液量3000 mL/m^2/24 hr以上の生理食塩水またはカリウムおよびリン酸を含まない補液を行う．尿量の確保が難しい場合には利尿薬の併用も行う．低リスク・中リスク症例では高尿酸血症に対する予防的治療として，フェブキソスタット60 mg/日の内服，高リスク症例ではラスブリカーゼ0.2 mg/kgの点滴静注を行う．高カリウム血症に対しては，グルコース＋インスリン療法（GI療法）などの一般的な高カリウム血症に対する治療も効果が期待される．これらの治療にて，clinical TLSに進行し腎機

能や尿量の確保，電解質・尿酸値の管理が行えない症例については，血液透析の施行も考慮する．

 処方の原則

- TLS リスク分類に応じた予防的治療を行う．中間リスク・高リスクでは補液量 3000 mL/m^2/24 hr 以上の生理食塩水またはカリウムおよびリン酸を含まない補液，中間リスクではフェブキソスタット（フェブリク®）60 mg/日内服，高リスクでは，ラスブリカーゼ（ラスリテック®）0.2 mg/kg 点滴静注．
- その他，保存的な治療として，利尿薬の投与や GI 療法などの効果も期待される．
- これらの治療にて，clinical TLS へ進行し尿量のコントロールや電解質のコントロールが不良な場合には，血液透析の施行を検討する．
- 以前は高尿酸血症に対し，尿酸の尿中排泄を促進する尿のアルカリ化が推奨されていた時代もあるが，尿のアルカリ化によりリン酸カルシウムの排泄が低下することから，現在では行わないことが推奨されている．高リン血症は，排泄促進や生成抑制の機序でコントロールする薬剤はなく，大量輸液による利尿コントロールで改善しない場合には，血液透析が唯一のコントロール方法である．

Take Home Message

- 血液腫瘍に対する化学療法開始後に限らず，開始前であっても TLS を合併することがある．
- 腎機能障害を合併する症例や腫瘍の腎浸潤を認める症例では，特に TLS の合併に注意する必要がある．
- 保存的加療や一般的な電解質コントロールに反応しない場合には，血液透析の施行を考慮する必要がある．

症例2　血液腫瘍の脊髄圧迫による麻痺，膀胱直腸障害

使用する薬剤
▶ デキサメタゾン（デカドロン®）

使用することのある治療法
▶ 緊急放射線照射

症例経過

　50歳男性の悪性リンパ腫疑いの患者が搬送された．悪性リンパ腫による脊髄腫瘍が疑われ，脊髄腫瘍により下肢対麻痺と膀胱直腸障害を合併している．LDH 800 IU/L，可溶性IL-2レセプター 7000 IU/Lであり，悪性リンパ腫が疑われる状態である．WBC 11000/μL（目視血液像では末梢血腫瘍細胞の出現なし），Hb 16.5 g/dL，Plt 33.0万/μL．CT/MRIによる画像検査では，Th12・L3椎体への腫瘍病変が疑われ，腫瘍による脊髄圧迫を認めるが，その他の病変は認めない．

この症例にどう対応する？

　通常，悪性リンパ腫の診断には組織診断が必須である．可溶性IL-2レセプターは非特異的な炎症マーカーであり，膠原病や花粉症，感染症などの際にも上昇することが知られている．このため，可溶性IL-2レセプターとLDHが上昇し，画像上腫瘤影やリンパ節腫脹を呈するだけでは，悪性リンパ腫と診断することはできない．画像検査と血液所見から悪性リンパ腫が疑われ血液内科紹介受診となった患者でも，リンパ節生検を行った結果，病理組織診断にて固形がんのリンパ節転移や，結核性リンパ節炎であったという例をしばしば経験する．また，悪性リンパ腫であっても，ホジキンリンパ腫と非ホジキンリンパ腫に大別され，さらにその亜型分類を行うと50種類以上に分類される[2]．治療法も予後もさま

ざまであることから，病理組織診断は原則的には必須である．

しかしながら，本患者では，脊髄腫瘍に伴う膀胱直腸障害を含む麻痺症状を呈していることから，血液内科的エマージェンシーである．整形外科的な脊髄腫瘍による膀胱直腸障害と同様，ゴールデンタイムが存在する．このため，神経症状の予後改善のため，診断未確定であっても，確定診断を待たずに治療を優先させるべき症例が存在する．脊髄圧迫による症状を呈する悪性リンパ腫など血液悪性腫瘍では，デキサメタゾン 33 mg/日点滴と，緊急放射線照射を行い，まずは脊髄圧迫の改善を図ることが必要であるが，照射後に改めて原疾患の確定診断のため，いずれかの病変部から外科的生検または CT ガイド下生検などの手法を用いた組織生検を要する．ステロイド薬の投与や放射線照射により創部の創傷治癒などの問題を生じることもありうるが，それらのリスクとベネフィットについて患者・家族にインフォームドコンセントを行って治療を優先させることが望ましいと考える．

処方・対応の原則

- 血液腫瘍（疑い）による脊髄圧迫をきたし，神経障害を呈する患者では，脊髄圧迫に対する処置を優先的に行う．
- デキサメタゾン（デカドロン®）33 mg/日，点滴静注
- 病変部位に対する緊急放射線照射

Take Home Message

- 悪性リンパ腫の診断には組織生検が必須であるが，脊髄圧迫による神経障害を呈する症例では，神経機能の温存のため速やかにステロイド薬投与，緊急放射線照射を行う．
- 時に悪性リンパ腫病変による気道閉塞症状を呈する症例もあるが，この際には気管切開も含めた気道確保を行ったうえで，悪性リンパ腫に対する化学療法を開始する場合もある．

症例3　急性白血病

>
> 使用する薬剤
> ▶ 濃厚赤血球輸血，血小板輸血，新鮮凍結血漿輸血
> ▶ セフェピム（マキシピーム®）または メロペネム（メロペン®）

症例経過

　22歳女性．発熱，倦怠感と咳嗽，息切れ，不正性器出血を主訴に近医を受診したところ，WBC 12000/μL（芽球80%），Hb 6.4 g/dL，Plt 1.6万/μL，LDH 380 IU/L，CRP 12.4 mg/dL，APTT 46秒，PT-INR 1.5，フィブリノゲン 96 mg/dL，FDP 22.4 μg/mL，D-ダイマー 28 μg/mL という血液検査結果であり，急性白血病が疑われ救急搬送された．頸部〜骨盤部のCTでは左S6に浸潤影を認めたが，その他有意所見を認めなかった．

この症例にどう対応する？

　肺炎と凝固異常を合併する急性白血病の症例である．血液内科専門医のいる施設には地域差があり，地域によっては近隣の施設まで数時間の転院搬送を要する場合も珍しくはない．急性白血病または白血病疑いの場合に行うことは，骨髄検査施行による病型診断（急性骨髄性白血病か，急性リンパ性白血病かなど），画像検査や血液培養など培養一式提出による感染症のスクリーニング，本症例のように肺炎など感染症を合併する症例では抗菌薬投与による感染症の治療，必要により肺炎に対する酸素投与，貧血・血小板減少・凝固異常を呈する症例では輸血療法による補充療法が中心となる．白血病に対する化学療法は，病型診断が確定後，感染症など合併症がコントロールされてから行うことが一般的であり，緊急的に必要となるケースは少ない．明らかな肺炎像など感染症所見を認めない場合であっても，38℃以上の発熱を呈している場合や，37.5℃以上で好中球数が500/μL以下の場合には，発熱性好中球減少症の合併が考えられることから，感染症合併時と同様に抗菌薬の投与を開始することが望ましい．

　ただし，白血病患者では好中球減少を合併していることが多いため，抗菌薬は

第4世代セフェム系抗菌薬やカルバペネム系抗菌薬を重症の場合に投与可能な投与量で用いることが多い．診断後長期の管理となる場合には，抗真菌薬の投与も必要であるが，救急搬送され診断後1日程度以内で必要となることはほとんどない．

　Hb 7 g/dL 以下で貧血症状を呈する場合には赤血球輸血，Plt 2万/μL 以下で出血症状を呈する場合には血小板輸血，フィブリノゲン 100 mg/dL 以下の場合には新鮮凍結血漿の投与による補充療法をそれぞれ行う．血小板減少や凝固異常を呈する場合の骨髄検査施行は慎重に行う必要があるため，血液専門医の施設でも，輸血による補充療法を十分行ったうえで検査を施行する．このため，専門医のいない施設では施行のリスクが高いと考えられることから，転院後に専門医の施設で施行することが望ましい．

処方・対応の原則

- 急性白血病が疑われる患者では，感染症に対する治療をまず行う．血球減少や凝固異常を呈する症例では，採血データと症状にあわせて輸血による補充療法を行う．
- 抗菌薬は，緑膿菌をカバーする，第4世代セフェム系抗菌薬またはカルバペネム系抗菌薬の投与を開始する．
- 腎機能低下など合併症がなければ，培養一式提出後にマキシピーム® 1 g 1日4回投与（6時間ごと）またはメロペン® 1 g 1日3回投与（8時間ごと）を開始する．
- Hb 7 g/dL 以下で貧血症状を呈する場合には赤血球輸血，Plt 2万/μL 以下で出血症状を呈する場合には血小板輸血，フィブリノゲン 100 mg/dL 以下の場合には新鮮凍結血漿の投与による補充療法をそれぞれ行う．

Take Home Message

- 急性白血病であっても，化学療法の開始までに一刻を争うケースは少ない．
- まずは抗菌薬投与による感染症のコントロールや血球減少に対する輸血療法が初期治療となる．それらの治療にて全身状態を整えたうえで，化学療法を開始する．

症例4　高カルシウム血症，腎機能障害合併の多発性骨髄腫

使用する薬剤

- ボルテゾミブ（ベルケイド®）
- デキサメタゾン（レナデックス®）
- カルシトニン製剤，エルカトニン（エルシトニン®）
- 生理食塩水大量輸液（生理食塩水）

症例経過

　66歳女性．腰痛を主訴に受診した．血液データはWBC 6700/μL，Hb 8.8 g/dL，Plt 8.8万/μL，TP 11.4 g/dL，Alb 2.0 g/dL，Cr 2.6 mg/dL，BUN 50 mg/dL，補正前Ca 12.2 mg/dL，IgG 6500 mg/dL，IgA 16 mg/dL，IgM 12 mg/dLであった．レントゲン検査では頭蓋骨の打ち抜き像と，胸腰椎の多発圧迫骨折像を認めた．骨髄検査にて，形質細胞40％と増加を認め，多発性骨髄腫と診断した．

この症例にどう対応する？

　多発性骨髄腫は一般に緩徐に進行する疾患であるが，腎機能障害を合併する症例と，高カルシウム血症を合併する症例は治療介入を急ぐ必要がある．特に，多発性骨髄腫による腎機能障害は，継時的に不可逆的へと進行していく．また，多発性骨髄腫では低アルブミン血症を合併しやすい一方で高カルシウムをきたす疾患であるため，補正カルシウム値を意識する必要がある．アルブミン値が4 g/dL未満の場合に用いる補正式，補正カルシウム値（mg/dL）＝実測カルシウム値（mg/dL）＋{4－血清アルブミン値（g/dL）}を用いて計算する．本症例では補正カルシウム値14.2 mg/dLとなる．高カルシウム血症では意識障害などの症状を呈することがあるため，生食大量補液による尿量増加とともに，カルシトニン製剤の投与を行う．腎機能に問題がなければ，ゾメタ®などのビスホスホネート製剤の投与も行う．これらの高カルシウム血症に対する管理とともに，多発性骨髄腫に対する治療を速やかに開始することが重要である．特に，本症例のような

腎機能障害の合併症例では，ボルテゾミブ＋デキサメタゾン療法（BD療法）などボルテゾミブ（ベルケイド®）と他の薬剤を組み合わせた多剤併用化学療法を速やかに導入することが望ましい．

処方の原則

- 高カルシウム血症に対しては，当初 200〜300 mL/時の生食大量補液を開始する．カルシトニン製剤エルカトニン（エルシトニン®）の投与も行う．腎機能が問題なければ，ビスホスホネート製剤（ゾメタ®）の投与も行うが，多発性骨髄腫患者では腎機能に留意して投与する必要がある．
- 腎機能障害を合併した多発性骨髄腫に対する治療として，ボルテゾミブ＋デキサメタゾン療法（BD療法）などボルテゾミブ（ベルケイド®）と他の薬剤を組み合わせた多剤併用化学療法を早急に導入する必要がある．

Take Home Message

- 多発性骨髄腫による高カルシウム血症，腎機能障害は血液内科的エマージェンシーである．
- 高カルシウム血症に対する治療は，他の悪性腫瘍に伴う高カルシウム血症に対する治療と同様，生食大量補液，カルシトニン製剤，ビスホスホネート製剤が治療の柱となるが，多発性骨髄腫患者では腎機能障害を合併しやすいため，ビスホスホネート製剤の投与可能な腎機能かを確認する必要がある．
- 多発性骨髄腫による腎障害は継時的に進行し不可逆となるため，血液内科専門医に紹介のうえ，早期にボルテゾミブ＋デキサメタゾン療法（BD療法）などボルテゾミブ（ベルケイド®）を用いた化学療法の導入を行う必要がある．
- 古典的なメルファラン＋プレドニゾロン（MP療法）は，腎機能に対する改善効果はほとんど期待されない．

参考文献
1) 日本臨床腫瘍学会, 編. 腫瘍崩壊症候群 (TLS) 診療ガイダンス. 東京: 金原出版; 2013.
2) Swerdlow SH, Campo E, Harris NL, et al. WHO Classification of Tumours of Haematopoietic and Lymphoid Tissues. Revised 4th ed, Lyon: IARC; 2017.

〔富川武樹，木崎昌弘〕

10 感染症内科の救急で使う薬

症例1　発熱

使用する薬剤
- メロペネム（メロペン®［0.5g］）
- バンコマイシン（バンコマイシン®［0.5g］）

症例経過

　認知症があり施設入所中の80歳女性で，来院当日に発熱があり，食事が摂れないため救急要請された．意識は Glasgow Coma Scale で E1V3M4，呼吸数 24/分，脈拍 120/分，血圧 84/50mmHg，体温 38.5℃で，身体診察上明らかな異常所見はない．

この症例にどう対応する？

　急性の発熱を呈しており，感染症が疑われる．意識障害，血圧低下，頻呼吸があるため，敗血症と認識できる．敗血症の定義は，「感染症により生命を脅かす臓器障害を生じたもの」に変更され，非 ICU では qSOFA（quick Sequential Organ Failure Assessment）表1 を用いてスクリーニングを行う．本症例では qSOFA 3点で敗血症と考えられる．

　敗血症と認識した場合，SSCG（Surviving Sepsis Campaign Guideline）では1時間以内の行うべきことを Hour-1 バンドルとして提唱している 表2．

　実際は細胞外液を全開で点滴しながら血液ガス検査，一般採血・尿検査，血液培養，画像検査を行い，投与する抗菌薬を検討することになる．

表1 qSOFA基準

意識レベルの変化（GCS < 15）
呼吸数 ≧ 22 回/分
収縮期血圧 ≦ 100mmHg

各項目を 1 点とし，2 点以上で陽性

表2 Hour-1バンドル（文献2より改変）

1. 乳酸値を測定し，> 2mmol/L であれば（2 〜 4 時間後に）再測定する
2. 抗菌薬開始前に血液培養を採取する
3. 想定される病原菌をカバーする抗菌薬を開始する
4. 低血圧や高乳酸血症（> 4mmol/L）の場合，30mL/kg の急速等張輸液
   負荷する
5. 急速輸液後も低血圧が持続する場合，平均血圧 > 65mmHg を維持する
   ように血管収縮薬投与を開始する

● 抗菌薬の選択

　敗血症における抗菌薬の選択の場合も通常の感染症診療と同様，患者の免疫状態の把握，感染臓器・感染微生物の想定が必要になる．本症例の場合，免疫状態に関しては高齢であること以外特記すべき異常はなく，ニューモシスチス肺炎やサイトメガロウイルス感染症のような特殊な感染症まで鑑別を広げる必要性は低い．リスクのない患者に闇雲に β グルカンやサイトメガロウイルス抗原をオーダーすることは慎む．高齢女性で敗血症に至りやすい臓器として尿路感染症は考えて尿検査は確認しなければならない．胆嚢炎，胆管炎もあり得るが，腹痛や圧痛がなく黄疸もなければ，採血と画像検査で否定できるくらい可能性は低いだろう．高齢者の肺炎は呼吸器症状がはっきりしないこともあるため画像は確認した方がよいかもしれない．以上の鑑別から検査を確認したところ，肺野の異常陰影はなく，膿尿，細菌尿があり尿路感染症と診断した．

　尿路感染で医療関連であれば緑膿菌を含めたグラム陰性桿菌を広くカバーしておけばスペクトラムは外すことはないだろう．その結果セフェピムやメロペネム，腸球菌をカバーするならタゾバクタム・ピペラシリンなどが候補になる．これらの選択にはグラム染色が役に立つ．

　一方，診断は尿路感染でよいだろうか．高齢者女性の場合は無症候性細菌尿も多く，発熱＋膿尿・細菌尿だけでは他の熱源を見逃す可能性がある．高齢者の尿路感染症は除外診断なのである．

身体診察上明らかな異常はない，と判断した際に，きちんと靴下を脱がせて足を診たか，側臥位にして背部も診察したか，もう一度確認してみよう．認知症がある高齢者では痛みの訴えがわかりづらく，蜂窩織炎や褥瘡感染，肛門周囲膿瘍などの皮膚軟部組織感染や化膿性関節炎などを見落としやすい．救急の現場でこそ，問診と検査を進めながらも四肢や背部，直腸診による肛門・前立腺の診察を怠ってはならない．

実際，この症例では，あらためて靴下を脱がせて診察してみると足趾の白癬による皮膚病変の周囲に発赤と熱感があり，蜂窩織炎がみつかった．皮膚バリアの欠損という免疫不全があったのである．蜂窩織炎の原因菌として最も多いのが黄色ブドウ球菌であり，通常のβラクタム薬で効果のないMRSA（メチシリン耐性黄色ブドウ球菌）も増えてきている．軽症の蜂窩織炎でMRSAまでカバーする必要性は低いが，重症の場合や院内発症の場合は考慮する必要がある．

本症例のように「重症だからメロペネム」で思考停止してしまわないように，きちんと感染臓器と微生物を想定することが重要である．

一方で，敗血症では早期に抗菌薬を開始することも重要である．実際には忙しい救急外来で他の患者の対応もしながら詳細な病歴聴取，身体診察，グラム染色までできない場合もあるだろう．その場合，感染臓器や微生物の想定ができないまま抗菌薬を開始することも許されると筆者は考える．大切なのは繰り返しアセスメントして診断を修正し，抗菌薬をde-escalationすることであり，そのためにも抗菌薬投与前の血液培養採取を怠ってはならない．

処方の原則

- **メロペン®（0.5g）**
  - 1gを100mL以上の生食などに溶解して点滴静注する．
  - 通常1gを1日3回投与するため，2回目以降は腎機能に応じて投与間隔を調整する．
- **バンコマイシン®（0.5g）**
  - 生食に溶解して点滴静注する．急速に投与するとレッドマン症候群を生じるため，1時間以上かけて滴下する．
  - 初回は体重に応じて1〜1.5g（25mg/kgが目安）を投与し，2回目以降は腎機能に応じて投与間隔と投与量を計算し，TDM（治療薬物モニタリング）を行う．

ピットフォール

- 重症だから全例メロペネム＋バンコマイシンとしたとしても安心はできない．海外旅行歴，キャンプなど屋外での生活や活動，動物やダニなどとの接触などが疑われる場合，テトラサイクリン系を併用しなければレジオネラやリケッチアなどのスペクトラムを外してしまう可能性がある．
- 初診の救急外来で出会うことは少ないが，持続する発熱性好中球減少症がある場合や外科手術後の三次性腹膜炎の場合などでは，*Candida* のカバーのため抗真菌薬（ミカファンギンなど）が必要な場合もある．

Take Home Message

- 敗血症で血圧が低い場合，細胞外液の急速投与を行いながら病歴聴取，身体診察，血液培養を含む各種検査を進める．
- 広域抗菌薬を投与する場合，カバーできない微生物が原因菌となる感染臓器がないか，繰り返し検討する．

参考文献

1) Schmidt GA, Mandel J. Evaluation and management of suspected sepsis and septic shock in adults. UpToDate. Waltham: UpToDate Inc. https://www.uptodate.com（Accessed on March 04, 2019.）.
2) 青木 眞．レジデントのための感染症診療マニュアル．3版．東京：医学書院；2015.
3) 志馬伸朗．敗血症．日内会誌．2018；107：2252-60.
4) Levy MM, Evans LE, Rhodes A. The Surviving Sepsis Campaign Bundle: 2018 Update. Crit Care Med. 2018; 46: 997-1000.
5) Johns Hopkins ABX Guide 2017.

症例 2　意識障害

使用する薬剤
- セフトリアキソン（ロセフィン®〔0.5g/1g〕）
- バンコマイシン（バンコマイシン®〔0.5g〕）
- デキサメタゾン（デキサート®〔1.65mg/3.3mg/6.6mg〕）

症例経過

40歳男性，朝から発熱と頭痛があり会社を休んでいたが，夕方家族が帰宅した時に様子がおかしかったため救急要請された．意識は Glasgow Coma Scale で E3V4M5，呼吸数 30/分，脈拍 110/分，血圧 120/74mmHg，体温 39.0℃，瞳孔は 3/3，+/+，明らかな麻痺はない．

この症例にどう対応する？

発熱と頭痛に加え意識障害が急速に進行しており，急性細菌性髄膜炎の典型的なプレゼンテーションである．通常見た目は非常に重篤な印象で，症状発症から受診までの中央値は 24 時間との報告がある．古典的三徴は発熱，項部硬直，意識障害で，すべて揃うのは半数未満であるが，逆にこれら三徴がすべてなければほぼ除外できる．最も一般的な症状は頭痛（83％），項部硬直（74％），発熱（74％），意識障害（71％），嘔気（62％）である[1]．

Jolt accentuation，項部硬直，Kernig 徴候，Brudzinski 徴候などの身体所見の感度・特異度は報告により異なり，これだけで診断や除外ができるほど十分な所見ではない．

細菌性髄膜炎は急激に病状が悪化するため，1 分でも早く抗菌薬投与を開始することが必要になる．診断は髄液検査で行うことになるが，意識障害や項部硬直のため腰椎穿刺の体位をとることが難しく，加えて発症早期の場合髄液所見が無菌性髄膜炎と区別できないこともある．上記のようなプレゼンテーションの場合は，血液培養を 2 セット採取の後，速やかに抗菌薬投与を開始する．

ステロイド投与に関しては肺炎球菌性髄膜炎の場合生命予後，機能予後を改善

することがわかっており（小児の場合はインフルエンザ桿菌の髄膜炎による聴覚障害を減らすことのみわかっている），免疫不全のない市中感染型の細菌性髄膜炎では投与が推奨される．一方抗菌薬投与開始後では予後を悪化させる可能性があり，必ず抗菌薬投与直前か同時に投与し，肺炎球菌が否定された場合は中止する[2]．

 ## 処方の原則

- **ロセフィン® (0.5g/1g)**
  - 生食に溶解して点滴静注する．
  - 通常の感染症では1gを1日1～2回投与するが，細菌性髄膜炎のような重症疾患の場合は2gを1日2回投与する．
  - 市中発症の成人の細菌性髄膜炎で最も多い肺炎球菌と髄膜炎菌を想定し，かつ髄液移行性があるため使用する．カルバペネム系を推奨する診療ガイドラインもあるが，第三世代セフェムに比べ肺炎球菌に対する感受性が悪いため筆者は勧めない．

- **バンコマイシン® (0.5g)**
  - 生食に溶解して点滴静注する．急速に投与するとレッドマン症候群を生じるため，1時間以上かけて滴下する．
  - 初回は体重に応じて1～1.5g（25mg/kgが目安）を投与し，2回目以降は腎機能に応じて投与間隔と投与量を計算し，TDM（治療薬物モニタリング）を行う．
  - 抗MRSA薬であるが，細菌性髄膜炎で使用する理由はPRSP（ペニシリン耐性肺炎球菌）をカバーし，かつ髄液移行性があるためである．

- **デキサート® (1.65mg/3.3mg/6.6mg)**
  - 生食に溶解して静注または点滴静注する．
  - 10mg（0.15mg/kgが目安）を上記抗菌薬投与直前または同時に投与する．抗菌薬が先に投与されている場合は投与しない．

 ## ピットフォール

- 細菌性髄膜炎を疑った場合，画像検査や髄液検査のために抗菌薬投与を遅らせてはならない．初療をした医師が疑ったのであれば，加療後に否定された

としても許されるべき疾患である．その場合でも細菌性髄膜炎の血液培養検出率は高いため，抗菌薬投与前に血液培養2セットの採取は必ず行う．

- 50歳以上や免疫不全を合併する場合はリステリア菌のカバーも考え，アンピシリン（ビクシリン®）2gの併用投与も検討する．
- 人格変化や意識障害が強く，脳炎を疑う場合は単純ヘルペス脳炎も考え，アシクロビル（ゾビラックス®）10mg/kgの併用投与も検討する．

Take Home Message

- 細菌性髄膜炎を疑う典型的な病歴は発熱，頭痛と急速に進行する意識障害である．
- 細菌性髄膜炎を疑った場合，検査結果を待たずに血液培養を採取し，速やかに抗菌薬投与を開始する．
- グラム染色や培養検査で原因微生物が特定された場合は特異的治療（抗菌薬の de-escalation）を行う．

参考文献

1) Tunkel AR. Clinical features and diagnosis of acute bacterial meningitis in adults. UpToDate. Waltham: UpToDate Inc. https://www.uptodate.com（Accessed on March 04, 2019.）.
2) Sexton DJ. Dexamethasone to prevent neurologic complications of bacterial meningitis in adults. UpToDate. Waltham: UpToDate Inc. https://www.uptodate.com（Accessed on March 04, 2019.）.
3) Tunkel AR. Initial therapy and prognosis of bacterial meningitis in adults. UpToDate. Waltham: UpToDate Inc. https://www.uptodate.com（Accessed on March 04, 2019.）.
4) Johns Hopkins ABX Guide 2017.

〔西田裕介，岡　秀昭〕

11 内分泌内科の救急で使う薬

症例 1　意識障害

使用する薬剤
▶ グルカゴン（グルカゴン G ノボ注射用溶解液付き〔1mg〕）

 症例経過

50 代男性の意識障害患者が救急搬送された．薬手帳から強化インスリン治療を行っていることが判明した．150cm，100kg の巨漢であり，末梢血管への点滴確保は困難だった．簡易血糖測定器では 28mg/dL を示していた．

 この症例にどう対応する？

低血糖治療の第一選択はブドウ糖の補充であり，経口あるいは経静脈投与が選択される．しかしながら静脈路確保が困難な重症低血糖患者においては，皮下注・筋注・経鼻投与が可能であるグルカゴンの使用が考慮される[1]．

 処方の原則

- グルカゴンは粉末の状態で冷蔵保存が必要であり，使用直前に添付の注射用水で溶解する必要がある．
- ブドウ糖静注と比較すると，投与から意識状態が改善するまで 7 ～ 10 分と効果発現は遅い[2]．
- 経鼻投与は，注射と比較すると 3 倍量のグルカゴンが必要であるが，成人

においても同等な血糖上昇効果が報告されている[2].

 ピットフォール

- 低血糖の原因は薬剤が最も多い．
- 糖尿病の治療を受けていない患者の場合では，アルコールを含む薬剤や基礎疾患として肝不全，腎不全，心不全，敗血症や飢餓，熱傷，副腎不全，インスリノーマ，IGF（insuiln-like growth factor）分泌腫瘍などの疾患を想起する必要がある．飲酒や運動・妊娠によるブドウ糖消費の増加もリスクとなることが知られている．なお SU（sulfonylurea）剤による低血糖は，インスリン誘発性の低血糖よりも遷延することが知られている．

Take Home Message

- 静脈路確保が困難な重症低血糖患者では，グルカゴンによる皮下注・筋注・経鼻投与を考慮すべきである．
- 使用直前に粉末を溶解しなくてはならず，手技が煩雑である．
- 本人の代わりに注射してくれる人を，あらかじめ訓練しておかなければならない．

参考文献
1) 村田　敬. 重症低血糖時のグルカゴン注射. 診断と治療. 2015; 103: 1147-50.
2) Rickels MR, Ruedy KJ, Foster NC, et al. Intranasal glucagon for treatment of insulin-induced hypoglycemia in adults with type l diabetes: a randomized crossover noninferiority study. Diabetes Care. 2016; 39: 264-70.

症例2　頭痛

使用する薬剤
▶ フェントラミン（レギチーン®〔10mg〕）

症例経過

50代男性が突如出現した頭痛・多量の発汗を主訴に救急搬送された．血圧180/120mmHg，脈拍140/分，体温36℃，やや不穏状態．頭部CTでは異常所見を認めず，腹部CTで左副腎に内部不均一な7cm大の腫瘍を認めた．

この症例にどう対応する？

突如出現した頭痛では，まず頭蓋内病変を疑うが，本症例のように異常がなく副腎腫瘍が疑われれば褐色細胞腫を念頭に置く 図1．

褐色細胞腫クリーゼはカテコラミン過剰放出により多彩な臨床像を呈し，発症急性期での診断が困難である．通常日常の種々の動作，妊娠，褐色細胞腫の検査・治療で誘発され，拡張期血圧が120mmHg以上，頭痛，悪心，嘔吐，痙攣，意識障害などの中枢神経症状，肺水腫，心不全，腎機能障害，眼底出血，乳頭浮腫などを伴う．薬物治療による全身管理と，状態を安定化させた後に手術による摘除を行う[1]．

多臓器不全，重篤な血圧異常（高血圧または低血圧），高熱，脳症を4徴とする病態はpheochromocytoma multisystem crisis（PMC）と定義され，致死率が高い[2]．

処方の原則

- 速効性だが持続時間が短いため，①フェントラミン10mg/mLを2〜5mg静注に続いて，②フェントラミン100mg/10mL＋5％ブドウ糖90mLを2mg/時で点滴静注する[3]．
- 適宜漸増可能であるが，血圧コントロールにおいて効果が不十分であれば，

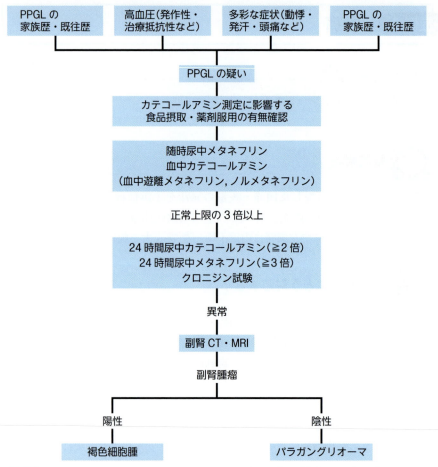

図1 Pheochromocytoma/paraganglioma（PPGL）の診療アルゴリズム
(日本内分泌学会「悪性褐色細胞腫の実態調査と診療指針の作成」委員会，編．褐色細胞腫・パラガングリオーマ診療ガイドライン 2018．東京：診断と治療社；2018 より抜粋)

　　β遮断薬や Ca 拮抗薬を使用する．
- アドレナリンによる昇圧反応を遮断または逆転する作用をもつため，低血圧時にはアドレナリンではなくノルアドレナリンを使用する．

ピットフォール

- α_2 受容体も阻害する結果，神経末端でのノルアドレナリン遊離が増加し頻脈を呈する．
- メトクロプラミドは制吐薬として救急外来で頻用されるが，抗ドパミン作用（D2 受容体拮抗薬）を有し，内服薬も注射薬も褐色細胞腫に対して使用禁忌である．同じく D2 受容体拮抗薬であるドンペリドンには昇圧発作の報告はなく，添付文書に禁忌の記載はないが，メトクロプラミドと作用機序が同じであるため，使用に注意を要する[4]．

Take Home Message

- 褐色細胞腫クリーゼは急激な経過をたどることが多く，早急な診断・治療が必要である．
- 褐色細胞腫を経過観察中の患者では，本人あるいはそのまわりの人に，急変時早期に医療機関を受診するよう，教育が必要である．

参考文献

1) 竹原浩介．褐色細胞腫．内分泌甲状腺外会誌．2016; 33: 32-5.
2) Newell KA, Prinz RA, Pickleman J. Pheochromocytoma multisystem crisis. A surgical emergency. Arch Surg. 1988; 123: 956-9.
3) 成瀬光栄，立木美香，馬越洋宜，他．褐色細胞腫の新しいマネージメント：わが国と米国内分泌学会の診療ガイドライン．腎臓内科・泌尿器科．2015; 2: 352-7.
4) Ichikawa S, Ono Z, Arai M, et al. Increase in blood pressure in pheochromocytoma induced by domperidone and metoclopramide. Tohoku J Exp Med. 1985; 146: 149-52.

症例3　頭痛後の不穏

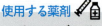

使用する薬剤
- チアマゾール（メルカゾール®〔錠5mg/注10mg〕）
- プロピルチオウラシル（プロパジール®〔50mg〕）

症例経過

50代女性が頭痛後の不穏状態で救急搬送された．来院時頻脈，頻呼吸，発熱，異常発汗，眼球突出，甲状腺腫大を認めた．血液検査でFT3・FT4の高値とTSHの低値を認めた．

この症例にどう対応する？

甲状腺中毒症の原因となる，未治療ないしコントロール不良の甲状腺基礎疾患が存在し，これに感染，手術，外傷などの強いストレスが加わることで，甲状腺ホルモン作用過剰に対する生体の代償機構の破綻により複数臓器が機能不全に陥った結果，生命の危機に直面した緊急治療を要する病態が甲状腺クリーゼである[1]．表1．

全国疫学調査の結果，発症頻度は疑い例も含めて年間10万人あたり0.2人であるが，致死率は10％以上であった[2]．その可能性がある時は疑診の段階でも治療を始めることが肝要である．①甲状腺ホルモン産生・分泌の減弱，②甲状腺ホルモン作用の減弱，③全身管理，④誘因除去が治療の柱である．

処方の原則

- 甲状腺ホルモン合成抑制目的で，チアマゾール・プロピルチオウラシルの大量投与が行われる．
- チアマゾールは60mg/日静注投与，もしくは60～80mg/日経口投与[3]．
- プロピルチオウラシルは800～1000mg/日経口投与[3]．
- 両者の優劣に関しては現時点で明確なエビデンスはない．

表1 甲状腺クリーゼ診断基準

(Akamizu T, et al. Thyroid. 2012; 22: 661-79[2]) より抜粋)

〈必須項目〉
　甲状腺中毒症の存在（遊離 T3 および遊離 T4 の少なくともいずれか一方が高値）
〈症状[注1]〉
　1. 中枢神経症状[注2]
　2. 発熱（38℃以上）
　3. 頻脈（130/分以上）[注3]
　4. 心不全症状[注4]
　5. 消化器症状[注5]
〈確実例〉
　必須項目および以下を満たす[注6]
　a. 中枢神経症状＋他の症状項目 1 つ以上，または，
　b. 中枢神経症状以外の症状項目 3 つ以上
〈疑い例〉
　a. 必須項目＋中枢神経症状以外の症状項目 2 つ，または，
　b. 必須項目を確認できないが，甲状腺疾患の既往・眼球突出・甲状腺腫の存在があって，確実例条件の a または b を満たす場合[注6]

注1： 明らかに他の原因疾患があって発熱（肺炎，悪性高熱症など），意識障害（精神疾患や脳血管障害など），心不全（急性心筋梗塞など）や肝障害（ウイルス性肝炎や急性肝不全など）を呈する場合は除く．しかし，このような疾患の中にはクリーゼの誘因となるものがあるため，クリーゼによる症状か単なる併発症か鑑別が困難な場合は誘因により発症したクリーゼの症状とする．このようにクリーゼでは誘因を伴うことが多い．甲状腺疾患に直接関連した誘因として，抗甲状腺薬の服用不規則や中断，甲状腺手術，甲状腺アイソトープ治療，過度の甲状腺触診や細胞診，甲状腺ホルモン剤の大量服用などがある．また，甲状腺に直接関連しない誘因として，感染症，甲状腺以外の臓器手術，外傷，妊娠・分娩，副腎皮質機能不全，糖尿病ケトアシドーシス，ヨード造影剤投与，脳血管障害，肺血栓塞栓症，虚血性心疾患，抜歯，強い情動ストレスや激しい運動などがある．
注2： 不穏，せん妄，精神異常，傾眠，痙攣，昏睡，Japan Coma Scale (JCS) 1 以上または Glasgow Coma Scale (GCS) 14 以下．
注3： 心房細動などの不整脈では心拍数で評価する．
注4： 肺水腫，肺野の 50％以上の湿性ラ音，心原性ショックなど重度な症状．New York Heart Association (NYHA) 分類 4 度または Killip 分類Ⅲ度以上．
注5： 嘔気・嘔吐，下痢，黄疸（血中総ビリルビン＞ 3 mg/dL）
注6： 高齢者は，高熱，多動などの典型的クリーゼ症状を呈さない場合があり（apathetic thyroid storm），診断の際注意する．

- 甲状腺ホルモン分泌抑制目的にヨウ化カリウム 200mg/日経口投与，T4 から T3 への変換抑制目的にヒドロコルチゾン 300mg/日を投与してもよい[4]．

 ピットフォール

- 妊娠初期においてはチアマゾール内服はプロピルチオウラシル内服に比較し，先天異常が増える傾向にある[5]．

Take Home Message

● 甲状腺クリーゼは致死的な疾患であり，疑診の段階で専門的加療と専門家への紹介が求められる．

参考文献

1) 日本甲状腺学会，編. 甲状腺クリーゼの診断基準（第2版）. 2012.
2) Akamizu T, Satoh T, Isozaki O, et al. Diagnostic criteria and clinico-epidemiological features of thyroid storm based on a nationwide survey. Thyroid. 2012; 22: 661-79.
3) 赤水尚史. 甲状腺クリーゼ. 日内会誌. 2016; 105: 653-7.
4) 日本甲状腺学会，日本内分泌学会，編. 甲状腺クリーゼ診療ガイドライン2017. 東京: 南江堂; 2017.
5) Alexander EK, Pearce EN, Brent GA, et al. 2017 Guidelines of the American thyroid association for the diagnosis and management of thyroid disease during pregnancy and the postpartum. Thyroid. 2017; 27: 315-89.

〔谷野雄亮〕

12 リウマチ・膠原病の救急で使う薬

症例1　皮下出血

使用する薬剤
▶ 血漿交換

症例経過

45歳女性．主訴：皮下出血．

20年前に全身性エリテマトーデス（systemic lupus erythematosus：SLE）と診断された．以後，ステロイドを中心とした治療を継続され，ここ2年ほどはメチルプレドニゾロン8mg/日の内服によって疾患活動性は安定していた．

受診1週間ほど前から打撲の自覚なく下肢に紫斑が出現するようになった．3日前から歯肉出血があり，倦怠感も出現したため受診．

意識清明，眼瞼結膜蒼白，眼球結膜黄染，下肢に多数の紫斑および点状出血を認める．血圧110/60mmHg，脈拍120/分，体温38.5℃，WBC 7400/μL，Hb 6.8g/dL（破砕赤血球＋，奇形赤血球＋），Plt 0.6万/μL，T-Bil 3.4mg/dL（D-Bil 0.5mg/dL），LDH 1045 IU/L，Cre 1.59mg/dL，CRP 0.47mg/dL，ハプトグロビンは検出感度以下に低下，直接クームス試験陰性．

この症例にどう対応する？

- **SLE患者に起こった溶血性貧血と血小板減少から血栓性血小板減少性紫斑病（TTP）を想定する**

本症例はSLE患者に，著しい血小板減少症および溶血所見（貧血，黄疸，破

砕赤血球の出現，間接優位のビリルビン上昇，LDH 上昇）を特徴とする微小血管症性溶血性貧血（microangiopathic hemolytic anemia: MAHA）があることから TTP を疑う．

TTP の 5 徴候は，①消耗性血小板減少（< 100×10^9/L），②微小血管症性溶血性貧血，③腎機能障害，④発熱，⑤動揺性精神神経障害とされている．この 5 徴候が揃うことを待って TTP と診断した場合，診断が遅くなり重症化する可能性があるため，①消耗性血小板減少（< 100×10^9/L），②微小血管症性溶血性貧血があれば TTP の臨床診断をするには十分な根拠とされている．ただし，TTP の鑑別診断は多岐にわたり，自己免疫性溶血性貧血（AIHA），播種性血管内凝固症候群（DIC），劇症型抗リン脂質抗体症候群（catastrophic APS），子癇発作，薬物毒性，悪性高血圧，強皮症腎クリーゼや発作性夜間血色素尿症（PNH）による MAHA などの他の原因がないことを確認する必要がある[1]．APS では破砕赤血球が存在しないこと，DIC ではフィブリン分解産物（FDP）が上昇していることが TTP との鑑別点になることもある[2]．

本症例では，基礎疾患・病歴・検査結果から，消耗性血小板減少，微小血管症性溶血性貧血がある時点で TTP と積極的に臨床診断し，重症化しないよう早期の治療を行う必要がある．

● **SLE に合併した TTP と特発性 TTP の違い**

SLE に TTP を合併することは稀だが，致命的な合併症であるため，早期発見し，早期治療を行う必要がある．SLE に合併した TTP と特発性 TTP では臨床像が異なる 表1 ．

TTP では von Willebrand factor multimers を切断する ADAMTS13 欠損・活性低下により von Willebrand factor 多量体が形成され，毛細血管で血栓形成を起こす．一方，SLE における ADAMTS13 の役割は不明であるが，TTP を疑った場合には，血漿交換前に ADAMTS13 測定はしておくべきである．表に示すとおり，SLE に合併する TTP の方が特発性 TTP よりも血漿交換（plasma exchange: PE）への反応性も悪く，予後が悪い．

● **治療**

特発性 TTP は PE を導入後，FFP 単独投与よりもより死亡率が改善したと報告されている[3]．特発性 TTP の標準治療は PE およびステロイド投与である．PE は臨床的改善かつ血小板が 2 日続けて > 150×10^9/L となるまで継続する．しかし，標準的な血漿交換を 4 日行っても①血小板が 2 倍以上上昇しない，②LDH が上昇する場合は不応性 TTP として連日の PE 施行に加えリツキシマブ

表1 SLEに合併したTTPと特発性TTPの比較 (文献3より改変)

臨床像	特発性TTP	SLEに合併したTTP
男女比	男性＝女性	女性優位
血漿交換に対する反応性	よい	悪い
免疫抑制薬の必要性	使う症例もある	多くの症例で必要
再発率	＋＋	＋＋＋
罹患率	中等度	ループス腎炎が多い 患者は全身状態不良 多くが集学的治療を要する
死亡率	10%	30〜60%
ADAMTS13活性	低い	様々
内皮細胞活性化	なし	あり

(rituximab：RTX) の投与が検討される[4]．RTXはTTPの保険適応を有さない．

SLEに合併したTTPでは，特発性TTPに準じた治療を行うが，PEの反応性が悪いことを考慮する必要がある．難治例においては血清Hb，Plt，Creが正常化するまではPEは継続すべきであり，他の選択肢としてRTXやIVIGが考慮される[5]．ただし，血漿交換中のIVIG使用はタイミング (どの程度間隔を空けるべきか) について定まった意見はない．

本症例では，早期に血漿交換を開始すべきであり，SLEである背景を考慮するとPEに不応性である可能性まで想定しておく必要がある．

処方の原則[1]

● 血漿交換

- 新鮮凍結血漿 (fresh frozen plasma：FFP) を置換液とした血漿交換を1日1回連日．
- FFP必要量は，患者循環血漿量の1〜1.5倍 (一般に循環血漿量は50mL/kg，必要FFP量は50〜75 mL/kg) (例：体重50kgで循環血漿量は2500mL/kg，必要FFP量は2500〜3750mL〔FFP 20〜31U〕)．
- 同時にステロイドパルス mPSL 500mg q12h 3日間 (SLEに合併したTTPとして)．

ピットフォール

SLE 患者で溶血性貧血および血小板減少症を認めた場合，積極的に TTP を疑う．

Take Home Message

- 特発性 TTP と比較して，SLE 合併 TTP は PE への反応が不良である．
- SLE 合併 TTP では PE に加えてステロイド（増量）・免疫抑制療法の強化も検討する．

参考文献

1) Hematologic and Lymphoid Abnormalities in SLE. In: Wallace D, et al. Dubois' Lupus Erythematosus and Related Syndromes. 9th ed. Elsevier; 2018.
2) Lansigan F, Isufi I, Tagoe CE. Microangiopathic haemolytic anaemia resembling thrombotic thrombocytopenic purpura in systemic lupus erythematosus: the role of ADAMTS13. Rheumatology. 2011; 50: 824-9.
3) Rock GA, Shumak KH, Buskard NA, et al. Comparison of plasma exchange with plasma infusion in the treatment of thrombotic thrombocytopenic purpura. Canadian Apheresis Study Group. N Engl J Med. 1991; 325: 393-7.
4) Joly BS, Coppo P, Veytadier A. Thrombotic thrombocytopenic purpura. Blood. 2017; 129: 2836.
5) Chen MH, Chen MH, Chen WS, et al. Thrombotic microangiopathy in systemic lupus erythematosus: a cohort study in North Taiwan. Rheumatology. 2011; 50: 768-75.
6) 厚生労働科学研究費補助金 難治性疾患政策研究事業 血液凝固異常症等に関する研究班（主任研究者 村田 満）．TTP 治療ガイド（第二版）．

症例2　急性視力障害

> **使用する薬剤**
>
> ▶ メチルプレドニゾロン
> （ソル・メドロール®〔40mg/125mg/500mg/1000mg〕，ソル・メルコート®〔40mg/125mg/500mg/1000mg〕，メチルプレドニゾロンコハク酸エステルナトリウム®〔40mg/125mg/500mg/1000mg〕）

症例経過

68歳男性．主訴：全身痛．

特に既往なし．受診1カ月前に悪寒・発熱を自覚，さらに膝関節痛も出現した．近医で処方された抗菌薬を内服したが改善はなかった．

1週間前から両肩の痛みも出現した．受診前日の食事中に顎の痛みを感じ，食事を中断しながら食べた．夜間に急激な右目の視力低下を自覚したが，30分ほどして改善した．全身痛が改善しないため受診．

体温 37.8℃，身体診察では右浅側頭動脈の怒張および同部位の圧痛を認めた．項部硬直はなく，頸部血管雑音は聴取しなかった．両上肢は疼痛のため自力での挙上困難であった．血液検査では WBC 9900/μL, Hb 9.4g/dL, CRP 14.0mg/dL, ESR 88mm/h．

この症例にどう対応する？

● **急性の視力低下の鑑別を知っておく**

巨細胞性動脈炎（giant cell arteritis：GCA）に伴う急性の視力低下・視野障害（visual loss）は内科的エマージェンシーである．適切な（鑑別）診断と治療なしでは，視力低下・視野障害が非可逆的になってしまうためである．急性視力低下では，①眼痛の有無，②視力低下が片側性か両側性か，に注目し，4つに分類して鑑別診断する．眼痛を伴うのは眼球前部が障害されている証拠であり，眼球後部のみの障害であれば無痛性に視力が障害されると大まかに理解してよい．表2 に鑑別疾患を挙げる[1]．

表2 急性視力低下の鑑別

所見	鑑別疾患
片側性眼痛を伴わない視力低下	網膜剥離，後部硝子体剥離，一過性黒内障 網膜動脈閉塞症，網膜静脈閉塞症 非動脈炎性前部虚血性視神経症，巨細胞性動脈炎 網膜片頭痛，硝子体出血，眼内レンズ脱臼，視神経鞘腫
片側性眼痛を伴う視力低下	角膜損傷，角膜感染，急性閉塞隅角緑内障，ぶどう膜炎 視神経炎，眼内炎，海綿静脈洞血栓症
両側性眼痛を伴わない視力低下	代謝障害（高血糖，メタノール中毒），脳腫瘍，片頭痛 特発性頭蓋内圧亢進症，脳梗塞，椎骨脳底動脈循環不全
両側性眼痛を伴う視力低下	化学薬品曝露，UV光曝露による光角膜炎など

　本症例の場合，急性に生じた①疼痛を伴わない，②片側性の視力低下であり，表中の疾患を見分けるには最終的には眼科的診察が必要となる．しかし救急外来で眼科当直医にコンサルトできるとは限らない．その状況でも，GCAを眼科所見以外から疑い，治療を開始することはできる．片側性で頭痛を伴わない視力低下の中で，顎跛行，側頭動脈の怒張，頭皮の圧痛，炎症反応の高値を伴っていれば，GCAの可能性はより高くなる．つまり，GCAの特徴的な症状を知っておく必要がある．

● **GCAの特徴的な症状を知っておく**

　GCA患者は，頭痛，倦怠感，全身痛といった一見よくあるような非特異的な症状で受診することが多い．頭痛や倦怠感などの症状で来院した患者の中から正しく評価することで，GCAを疑うことができ，不可逆的な視力低下や神経症状を防ぐことができる．GCAで特に聴取すべき症状は，顎跛行や複視であり，その他発熱，（新規発症の）頭痛，頭皮の圧痛（scalp tenderness）などを確認する **表3**．また，GCA患者の一定比率でリウマチ性多発筋痛症（polymyalgia rheumatica：PMR）を合併するのもよく知られた事実である．その際には，寝返りを打つ時に痛みを感じる，というのが特徴的な訴えとなる．ただし，PMR症状に乏しいGCAも多い．

　身体診察では浅側頭動脈の視診で怒張がないか，触診で同部位の圧痛がないか・拍動の左右差がないかどうかを確認する．PMR合併例では肩峰下滑液包炎を反映して両肩の挙上が困難となることが多い．血液検査でESRが基準値内であることはGCAの可能性を下げる（文献2ではESRについて述べられているが，CRPと読み替えても構わない．ただし非常に稀に炎症反応陰性のGCAは

表3 GCA を疑う患者に生じた所見の尤度比

症状	Positive LR（95% CI）	Negative LR（95% CI）
数珠状の側頭動脈	4.6（1.1-18.4）	0.93（0.88-0.99）
側頭動脈の怒張	4.3（2.1-8.9）	0.67（0.5-0.89）
顎跛行	4.2（2.8-6.2）	0.72（0.65-0.81）
複視	3.4（1.3-8.6）	0.95（0.91-1.1）
側頭動脈の圧痛	2.6（1.9-3.7）	0.82（0.74-0.92）
側頭動脈の拍動消失	2.7（0.55-13.4）	0.71（0.38-1.3）
ESR の異常	1.1（1.0-1.2）	0.2　（0.08-0.51）
ESR > 100mm/h	1.9（1.1-3.3）	0.8　（0.68-0.95）
発熱	1.2（0.98-1.4）	0.92（0.85-0.99）
頭痛	1.2（1.1-1.4）	0.7　（0.57-0.85）

表4 GCA 分類基準（1990 年 ACR 分類基準）

5 項目のうち 3 項目を満たした場合，側頭動脈炎と分類（感度 93.5%，特異度 91.2%）

1. 発症年齢 50 歳以上
2. 新しく発症した頭痛
3. 側頭動脈の異常：側頭動脈の圧痛，あるいは動脈硬化とは無関係に生じた拍動低下
4. ESR 50mm/h 以上
5. 動脈生検の異常：動脈生検標本で単核細胞浸潤，肉芽腫性炎症，多核巨細胞を伴った血管炎所見を認める

存在する）[2].

　GCA の分類基準として，1990 年に提唱された ACR 分類基準がある **表4** ．5 項目中 3 項目を満たした場合の診断感度は 93.5%，特異度は 91.2%であり診断の参考になる[3]．後述するが，ここで重要なのは，治療開始において，分類基準 5 に示された浅側頭動脈生検の結果を待ってはいけないということである．

● **GCA の症状のうち緊急で対応が必要な症状について知っておく**

　GCA で緊急治療を要する症状は，視力・視野障害と脳血管障害である．特に視力障害は不可逆的になるため，症状がわかった時点での治療が必要になる．

　視力・視野障害は眼動脈（内頸動脈の枝）から分枝した後毛様体動脈（posterior ciliary artery）の炎症による狭窄・閉塞によることが多い．脳血管障害は椎骨動脈が血管炎を起こして生じる[4]．

非可逆的な失明の予測因子は一過性の視力・視野障害や顎跛行である．一過性の視力・視野障害があった場合には速やかにステロイド治療（ステロイドパルスが頻用される）を開始すべきであり，顎跛行があった場合には視力・視野の異常がないか注意する必要がある．失明した患者を 1 日以内に治療した場合と 2 日以上たってから治療をした場合で比較すると，視力改善の尤度比は 22.4 となる．
　視力改善の予測因子は失明発症 1 日以内の早期治療のみであり，失明してから 2 日以上が経過した場合，ステロイド治療を行ってもほとんど視力は改善しない．よって，視力障害が生じた GCA 患者には早急なステロイド治療を要する[5]．
　また，GCA の診断をより確実にするために，浅側頭動脈生検が検討され得るが，視力・視野障害がすでに生じている場合には，何よりも治療が優先されるべきである．ステロイド投与開始後であっても，開始後 2 週間までであれば，側頭動脈生検の陽性率は 78％ と報告されている．他の検査としては，PET-CT，造影 MRI，側頭動脈エコーなどが考慮される．側頭動脈エコーはコストや時間の点から側頭動脈生検よりも有用であり，即日行うことが可能である．Halo sign，compression sign，狭窄，閉塞といった特徴的な 4 つの所見がないかを確認する[6]．

処方の原則

- メチルプレドニゾロン 500mg 12 時間間隔で経静脈投与 3 日間のステロイドパルス療法（「ステロイドパルス」に定義はない：1000mg 24 時間間隔で行う方法もある）．
- 血糖が上昇するため血糖モニタリングを行う．
- 稀だが重篤なステロイドパルスの副作用として徐脈性不整脈が報告されている．
- 不穏になることがあるので不穏対策も必須．
- アテローム性動脈硬化症からの血栓症予防のため，ステロイド治療開始と同時に低用量アスピリン内服開始．
- 高齢者においては消化性潰瘍が無自覚のまま残存している可能性があり，上部消化管内視鏡検査でクリアされるまではプロトンポンプ阻害薬を処方しておいた方が無難．

ピットフォール

- 高齢者の急性発症の視力・視野障害では GCA を想起すること．顎跛行や全身痛などを確認しないで脳梗塞や網膜中心動脈閉塞症として対応しない．
- GCA を疑う症状を伴った視力・視野障害であれば，診断確定を待たずにステロイド治療を開始する．

Take Home Message

- 中高年（50 歳以上）の急性の視力低下では，①網膜中心動脈閉塞，②巨細胞性動脈炎，③急性閉塞隅角緑内障発作は早期治療を要する．
- 失明や神経症状に加えて GCA を疑う病歴・身体診察所見があれば，速やかにステロイドパルスを検討する．

参考文献

1) Guluma K, An Evidence-based approach to abnormal vision. Emerg Med Pract. 2007; 9: 1-32.
2) Smetana GW, Shmerling RH. Does this patient have temporal arteritis? JAMA. 2002; 287: 92-101.
3) Lee MS, Smith SD, Galor A, et al. Antiplatelet and anticoagulant therapy in patients with giant cell arteritis. Arthritis Rheum. 1998; 41: 1497-504.
4) Soriano A, Muratore F, Pipitone N, et al. Visual loss and other cranial ischaemic complications in giant cell arteritis. Nat Rev Rheumatol. 2017; 13: 476-84.
5) González-Gay MA, Blanco R, Rodríguez-Valverde V, et al. Arthritis Rheum. 1998; 41: 1497-504.
6) Schmidt WA. Ultrasound in the diagnosis and management of giant cell arteritis. Rheumatology (Oxford). 2018; 57 Suppl 2: ii22-ii31.

症例3　筋力低下

使用する薬剤
- 免疫グロブリン製剤（ヴェノグロブリン®IH 5%静注）

症例経過

20歳男性．特に既往なし．

受診2カ月前から発熱・筋肉痛が出現し，学校を休んでほとんど家で寝て過ごしていた．1カ月前頃からいつものように歩行できなくなり，杖をついてなんとか歩行するようになった．食事中もむせることがあり飲み込みにくくなった．その後も筋力低下が進み，3週間前に他院に入院した．抗菌薬投与でも解熱しないため，診断未確定のまま原因不明の発熱に対し PSL 50mg/日投与が開始された．いったん解熱したが，筋力低下は進行し，首を前屈することもできず，起き上がれなくなり当院へ転院した．体温 38.0℃，上下肢の近位筋に圧痛あり，頸部屈曲筋力 MMT 2，三角筋・腸腰筋は両側とも MMT 3，上腕二頭筋・上腕三頭筋・大腿四頭筋・手指に Gottron 徴候あり，爪周囲紅斑あり，V 徴候あり．LDH 850 IU/L，CK 4825 IU/L，CK-MB 120 IU/L，フェリチン 777ng/mL，CRP 1.7mg/dL，胸部 CT では間質性肺炎を疑う像を認めず，心エコーも正常であった．

この症例にどう対応する？

● 皮膚筋炎に特徴的な症状・所見を見逃さない．重症病態を知っておく

本症例は近位筋優位の筋力低下および嚥下障害に加えて，発熱・皮膚症状・著明な CK 上昇を認めており，皮膚筋炎と考えられる．

皮膚筋炎に最も特徴的な皮膚所見（Hallmark sign）は，Gottron 徴候とヘリオトロープ疹である．Gottron 徴候の特徴は手指・手首・肘・膝などの関節伸側に落屑を伴う紅斑 図1 であり，ヘリオトロープ疹は浮腫性で上眼瞼に紫もしくは赤色紅斑である．黄色人種ではヘリオトロープ疹は観察しづらいことが多い．その他，非特異的ではあるが多くの皮膚筋炎患者で見られる紅斑として，前頸部の

V徴候 図2，後頸部から肩にかけてみられる shawl サイン，臀部にみられる holster サインなどがある．また，手指の橈骨側に認められる過角化し落屑を伴って亀裂が入って見える mechanic's hands（機械工の手）という所見もあり，これは抗 ARS 抗体と関連がある．爪では爪周囲紅斑，爪郭の毛細血管拡張 図3，爪上皮延長がみられる．いずれも印象的な所見であり，知っていて診察するだけでもより病態に近づける可能性がある[1]．筋力は一般的には近位筋優位に筋力が低下する．筋力低下部位の中でも特に注意すべきなのは，頸部周囲の筋力低下である．頸部屈曲での MMT を評価し，嚥下障害の有無を聴取する．

　皮膚筋炎における特異抗体は特徴的な臨床症状と関連がある．特に抗 ARS 抗体は皮膚筋炎の約 20％でみられ，発熱，関節炎，間質性肺炎（interstitial lung

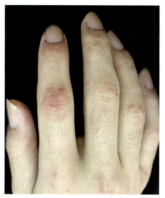

図1　Gottron 徴候

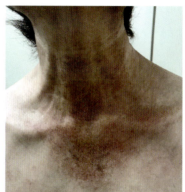

図2　V 徴候

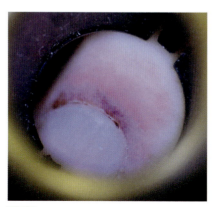

図3　爪郭の毛細血管拡張

disease：ILD），Raynaud 現象，mechanic's hands と関連する（「抗 ARS 症候群」といわれる）．重症病態としては ILD，心筋炎，嚥下障害が挙げられる．ILD に関しては，皮膚筋炎の中でも予後に強く関連する病態であるが，抗 MDA5 抗体は急速進行性・治療抵抗性の間質性肺炎に強く関連があり，より早期に治療を開始する必要がある．抗 ARS 抗体の中でも特に抗 PL-7 抗体，抗 PL-12 抗体は重篤な ILD に関連する[2]．心臓病変も死亡リスクが高く予後に関連する病態であり，抗 SRP 抗体と関連があるという報告はあるが，稀である[3]．嚥下障害に関してはしばしば悪性腫瘍に関連した筋炎（cancer-associated myositis：CAM）患者でみられる．嚥下障害と自己抗体の関連に関しては日本人 92 人の嚥下障害を伴う皮膚筋炎患者において，抗 TIF-1γ 抗体，胸鎖乳突筋の筋力低下，悪性腫瘍の併存が強く関連していたとする報告もある[4]．

　救急の現場ではこれら自己抗体のデータは得られないのが通常であり，「炎症性筋疾患を疑うかどうか」「ただちに治療開始・強化を要する重篤な病態かどうか」を判別できれば十分である．

　本症例では，嚥下障害を含めた筋力低下を認め，また CK の著明高値，特徴的皮膚所見から皮膚筋炎と診断できる．頸部の筋力低下を含め嚥下障害をきたしており，（転院当日からではないにしても）可及的速やかな治療強化が必要となる．

　確定診断として，MRI で筋生検可能な部位を評価し，筋生検を検討するが，早期の治療を要する場合は治療を先行する．また，炎症性筋疾患は悪性腫瘍に併発することがあるため，悪性腫瘍のスクリーニングを行うこと（救急外来で撮像された画像検査に偶然悪性腫瘍が映り込んでいることもある）．

● 嚥下障害のある皮膚筋炎患者の治療

　皮膚筋炎の初期治療としてはステロイド投与から開始するが，ステロイド不応性の場合，筋力低下に効果がある治療法として，免疫グロブリン大量療法（intravenous immunoglobulin：IVIG）を使用する．高用量ステロイド不応性の皮膚筋炎患者に対して IVIG 2g/kg/ 月を 3 カ月投与した RCT において，placebo と比較して IVIG は筋力改善に有効であったと報告されている．ただし，効果は 6 週間程度であり，効果を持続させるために繰り返し投与する必要がある[5]．IVIG は，マクロファージ表面の Fcγ 受容体を飽和させ，食細胞や ADCC（antibody-dependent cellular cytotoxicity）を防ぐことによって種々の自己免疫疾患に対し「免疫調整作用」を発揮すると考えられている．一方で，マクロファージ表面にある抑制性シグナル伝達に関与する Fcγ ⅡB の発現を誘導する機序もある．また，活性化 T 細胞のエフェクター機能を抑制し，サイトカインなどの放出抑制

作用をする．さらに IVIG は補体に結合し細胞膜侵襲複合体形成を阻害するなどの機序により抗炎症作用を発揮している[5]．

本症例は前医で先行して約 4 週間近くステロイド治療を行っているにもかかわらず筋力低下は改善せず，むしろ悪化しているため，IVIG 使用の適応である．

処方の原則

- 通常，成人には 1 日にヒト免疫グロブリン G として 400mg（8mL）/kg を 5 日間点滴静注する．
- 初日投与開始から 1 時間は 0.01mL/kg/分で投与．副作用などの異常所見が認められなければ徐々に速度を上げてもよいが，0.06mL/kg/分を超えないように投与．2 日目以降は前日に耐容した速度で投与可能である[6]．
- なお，日本血液製剤機構のウェブサイトで，上記に沿った献血ヴェノグロブリン® IH 投与量・投与期間のシミュレーションが可能である（https://www.jbpo.or.jp/med/di/simulator/vg Last accessed: May 8, 2019）．
- 原則としてステロイドによる治療を実施しても十分な効果の得られない不応性多発筋炎・皮膚筋炎患者が対象である．副作用として，頭痛，発熱，血栓塞栓症，肝障害，腎障害，血小板減少などが報告されている．IgA 欠損患者では，IVIG 投与によって IgA に対するアナフィラキシーをきたす可能性があり，必ず投与前に IgA を測定する．

ピットフォール

- 救急外来で，指先の診察が重症病態を診断するヒントとなることがある．
- 両側・近位筋優位の筋力低下を認める場合，嚥下に関与する頸部周囲の筋力低下があるかどうか確認する．

Take Home Message

- 皮膚筋炎で嚥下障害を認めた場合，ステロイド不応性であれば速やかに IVIG を開始する．

参考文献

1) Firestein GS, et al. Kelley and Firestein's Textbook of Rheumatology. 10th ed. Elsevier; 2016.
2) McHugh NJ, Tansley SL. Autoantibody in myositis. Nat Rev Rheumatol. 2018; 14: 290-302.
3) Targoff IN, Jounson AE, Miller FW, et al. Antibody to signal recognition particle in polymyositis. Arthiritis Rheum. 1990; 33: 1361-70.
4) Mugii N, Hasegawa M, Matsushita T, et al. Oropharyngeal dysphagia in dermatomyositis: associations with clinical and laboratory features including autoantibodies. PLoS One. 2016; 11 (5): e0154746.
5) Dalakas MC, Illa I, Dambrosia JM, et al. A controlled trial of high-dose intravenous immune globulin infusions as treatment for dermatomyositis. N Engl J Med. 1993 ; 329: 1993-2000.
6) 献血ヴェノグロブリン IH 5%静注 インタビューフォーム.

〔四茂野恵奈, 萩野　昇〕

13 神経内科の救急で使う薬

症例1　細菌性髄膜炎

使用する薬剤
- メロペネム（メロペン®）
- バンコマイシン塩酸塩（バンコマイシン）
- デキサメタゾン（デキサート®）
- 静脈用人免疫グロブリン製剤（献血グロベニン®-I など）

症例経過

62歳女性．2型糖尿病（HbA1c 9.2%）のためインスリン治療中であったが，2週間前より腰痛，発熱が出現，2日前より食事摂取も困難となり，家族の呼びかけに反応が乏しくなったため救急車で来院した．

来院時体温 39.0℃，JCS II -30，項部硬直を認めた．背部正中（腰椎レベル）に叩打痛を認めた．血液検査では好中球優位の白血球増多，CRP上昇，プロカルシトニン陽性，尿中肺炎球菌抗原が陽性であった．脳脊髄液検査は淡黄色混濁の外観を呈し，細胞数 1280/mm^3（多形核球 99%），髄液糖 60mg/dL（血糖 240mg/dL，髄液糖/血糖比 25%），蛋白 290mg/dL であった．造影CTでは両側腎梗塞および左腸腰筋膿瘍，経胸壁心エコーでは左房内に 17 × 16 × 10mm 大の可動性を伴う疣贅を認めた 図1．感染性心内膜炎，多発腎梗塞，腸腰筋膿瘍を合併した細菌性髄膜炎と診断した．

初期治療は①メロペネム 2g，1日3回，点滴，②デキサメタゾン 6.6mg，1日3回，点滴（メロペネム投与直前，4日間），③免疫グロブリン 5g，1日1回，点滴（3日間）で開始した．48時間後の脳脊髄液検査で髄液糖/血糖比の改善を

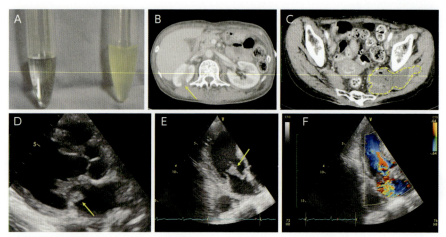

図1 来院時所見
A: 脳脊髄液外観（左: 正常, 右: 症例）
B, C: 造影 CT. 腎梗塞（矢印）, 腸腰筋膿瘍（破線囲）.
D〜F: 経胸壁心臓超音波. 左房内に疣贅（矢印）僧帽弁閉鎖不全合併.

確認し，メロペネム投与を継続した．経時的に意識障害も改善し，第14病日に心臓血管外科で僧帽弁置換術を施行，第50病日に独歩で自宅退院した．

 この症例にどう対応する？

　慢性消耗性疾患（糖尿病）の既往がある高齢者が，腰痛・発熱・意識障害を主訴に救急搬送された症例である．発熱・意識障害があり髄膜炎を鑑別疾患とするのは比較的容易であるが，初療の対応としては意識障害の鑑別診断として広範に進める．

　下記の項目を遅滞なく進めていくためには複数の医師で分担して行うことが必要である．また，検査のために抗菌薬投与開始を遅らせてはならない．細菌性髄膜炎ガイドライン2014[1]によると，細菌性髄膜炎症例において病院到着から適切な抗菌薬投与まで平均4時間とされており，6時間以上になると有意に死亡率が上昇する．したがって画像診断が迅速に行えない場合には脳脊髄液検査施行後に抗菌薬投与開始を先行させる．

①バイタルサイン：体温，血圧，脈拍，意識状態を確認する．その際に血糖値を測定し，低血糖性昏睡を除外する．

②**静脈確保**: 後に脳脊髄液検査を行う可能性を考慮し，生理食塩水を使用する．

③**血液・尿検査**: 血算・生化学・凝固・感染症・尿定性など初療で行うものに加え，意識障害の鑑別には NH_3（肝性脳症），$vitB_1$（Wernicke 脳症），$vitB_{12}$（悪性貧血），free T_3・free T_4・TSH（甲状腺機能亢進・低下），尿中肺炎球菌抗原，プロカルシトニン，QuantiFERON TB®（結核性髄膜炎），動脈血ガス分析，血液培養（2セット）を追加する．

④**問診**: ①から③を初療室で行っている間に，別の医師が家族や救急隊より問診する．意識障害のために本人より病歴を聴取困難であったり，家族に問診しても詳細が不明であることも多く，初回の病歴聴取は簡潔に行う．この際，髄膜炎の起因菌の侵入経路に関与するような既往歴（う歯，中耳炎，副鼻腔炎，心臓弁置換術，脾摘，肺炎球菌ワクチン接種，整形外科やペインクリニックでのブロック注射，褥瘡，痔瘻，痔核など）について聴取する．

⑤**体表の診察**: 患者を脱衣させる．これは侵入門戸の評価を行うためである．耳（耳漏・耳介牽引痛），眼（Roht 斑），口（う歯），胸（心雑音），腹（Murphy徴候），背部（脊柱起立筋周囲の叩打痛，CVA tenderness），四肢・関節（爪下線状出血，Osler 結節，Janeway 発疹），肛門（直腸診）の診察を行う．

⑥**画像診断（1）**: 頭部単純 CT，胸腹部単純レントゲンを行う．頭部単純 CT では骨条件にウインドウ値を変更し副鼻腔の液体貯留や乳突蜂巣の含気状態も評価する．

⑦**脳脊髄液検査**: 著明な頭蓋内圧亢進状態や血小板減少状態では禁忌である．このため血算と眼底検査（うっ血乳頭の評価）は必須である．細菌性髄膜炎の場合，外観は淡黄色混濁を呈する．一般細菌培養・抗酸菌培養・病理細胞診も提出する．夜間休日の場合でも一般細菌培養・抗酸菌培養は血液培養用のボトルに移し替えて細菌検査室で保管可能である．なお，細胞診は変性してしまうため後日再検する．脳脊髄液検査による髄膜炎の鑑別を **図2** に示す[2]．髄液糖/血糖比，細胞数と分画が鑑別に重要である．髄液糖は血糖の影響を受けやすいため髄液糖の増減では判断せず，髄液糖/血糖比を用いて評価する．髄液糖/血糖比の正常値は 50％以上である．髄液糖/血糖比の低下する疾患としては，細菌性髄膜炎・結核性髄膜炎・真菌性髄膜炎・髄膜癌腫症・サルコイドーシスなどが挙げられる．これらの疾患の際，髄液糖/血糖比は 30％以下に低下することが多い．髄液糖/血糖比の低下と多核白血球優位の細胞数増多より細菌性髄膜炎と診断する．

⑧**画像診断（2）**: 腎機能障害がないことを確認し，頸部から骨盤の造影 CT 検

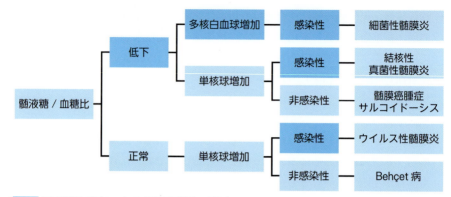

図2 脳脊髄液検査による各種髄膜炎の鑑別
(濱口勝彦, 他. 内科. 1981; 47: 937-41[2])

査を行う．腎機能障害がある場合は単純 CT を行う．造影検査を追加することで膿瘍のほか，臓器塞栓の検出が容易になる 図1B,C ．多臓器に塞栓所見がみられる場合には DIC や感染性心内膜炎の合併を念頭に置く必要がある．通常の撮像条件での読影とともに肺野条件に変更して全身を読影すると皮下の free air を検出しやすくなり，侵入門戸を同定する手掛かりになることがある．

⑨ **経胸壁心エコー**: 短軸像で心嚢水貯留評価とドップラーで僧帽弁逆流・逸脱を評価する．疣贅所見やそれに伴う弁膜症 図1D〜F があれば速やかに循環器科にコンサルテーションする．

⑩ **頭部 MRI・MRA**: MRI 検査により髄膜および脳実質病変を評価する．また，細菌性髄膜炎では亜急性期に感染性脳動脈瘤を合併することがあるため，体動のコントロールなどが可能な状況であれば MRA も行う．

 ## 処方の原則

抗菌薬選択は細菌性髄膜炎診療ガイドライン 2014[1] に準ずる．起因菌が判明していない状態で empiric therapy を開始する際には年齢，免疫不全状態，外科的手術の既往より処方を選択する 図3 ．また，抗菌薬投与前のステロイド投与と免疫グロブリン点滴を併用する．

- **メロペネム（メロペン®）**
  - カルバペネム系の抗菌薬である．
  - 細菌性髄膜炎におけるメロペネムの投与量は他の感染症の最大投与量の 3 倍

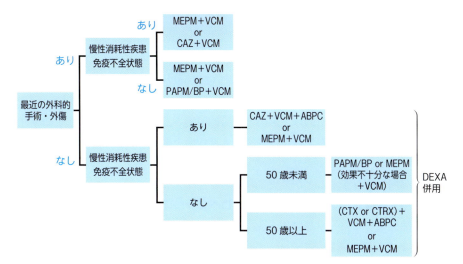

図3 細菌性髄膜炎の empiric therapy（成人例）
（細菌性髄膜炎診療ガイドライン 2014．東京：南江堂；2015[1]）
消耗性疾患や免疫不全状態：糖尿病，アルコール中毒，摘脾後，悪性腫瘍術後，担癌状態，慢性腎不全，重篤な肝障害，心血管疾患，抗癌剤や免疫抑制薬の服用中，放射線療法中，先天性および後天性免疫不全症候群の患者．
MEPM　　：1回 2g，8時間ごと
PAPM/BP：1回 1g，6時間ごと
VCM　　：30〜60mg/kg/日，8〜12時間ごと（トラフ 15〜20μg/mL）
LZD　　　：1回 600mg，12時間ごと（VCM耐性または副作用でVCMが使用できない場合）
ABPC　　：1回 2〜3g，4時間ごと
CAZ　　　：1回 2g，8時間ごと
CTX　　　：1回 2g，4〜6時間ごと
CTRX　　：1回 2g，12時間ごと

にあたる1回2g，1日3回（8時間ごと）点滴であり，under treatment にならないように留意する．
- メロペネムと抗てんかん薬であるバルプロ酸ナトリウム（VPA）の併用はVPAの血中濃度が低下するため禁忌である．

● **バンコマイシン塩酸塩（バンコマイシン）**
- グリコペプチド系の抗菌薬である．
- 細菌性髄膜炎ガイドライン 2014[1] によると，外傷・手術歴のない免疫能正常な50歳未満の症例以外は，カルバペネム系，セフェム系，ペニシリン系の抗菌薬と併用が推奨される．バンコマイシン1回1gを12時間ごとに点滴，投与48時間後のトラフ値を測定，15〜20μg/mL になるよう投与設計

することが多い．耐性菌予防の観点から起因菌が MRSA でないことが判明した時点で中止する．
- 急速投与することでヒスタミン遊離が誘発され，レッドネック症候群（レッドマン症候群）を合併することがあり，1時間以上かけて点滴する．

● **デキサメタゾン（デキサート®）**
- ステロイド投与の目的は，細菌の直接的侵襲とそれに引き続いて起こるサイトカインを介した宿主の免疫応答の亢進状態を是正することである．
- ガイドラインではデキサメタゾン 0.15mg/kg を 6 時間ごと，4 日間，抗菌薬投与前に投与することが推奨されている．

● **静脈用人免疫グロブリン製剤（献血グロベニン®-I など）**
- 重症感染症に対し，静脈用人免疫グロブリン製剤（IVIg）も併用する．1 日 5g を 3 日間点滴静注する．
- 免疫グロブリン製剤に過敏症のある患者には禁忌，IgA 欠損患者には慎重投与である．

- 細菌性髄膜炎の治療効果判定は，48 時間後の脳脊髄液検査で行う．この時点での評価項目は細胞数の増減ではなく，髄液糖/血糖比の変動である．髄液糖/血糖比の低下が改善されていれば治療効果ありと判断し，治療を継続する．改善がみられない，あるいは悪化している場合は抗菌薬の薬剤感受性，結核性・真菌性などの可能性など再評価する．
- 抗菌薬の治療継続期間については，ガイドラインで起因菌ごとの投与継続推奨期間が示されている．しかし，臨床経過により判断すべきである．我々は，48 時間後の脳脊髄液検査で治療効果ありと判断した症例については，10 ～ 14 日後に脳脊髄液検査を施行し，抗菌薬投与中止を判断する．臨床症状・血液検査（WBC, CRP）と脳脊髄液検査の所見を総合して判定する．経過良好な症例でもこの時期において細胞数が正常化していないことはよくみられる．経験的に臨床症状が改善していて，細胞数 30/mm^3 以下であれば抗菌薬の投与を中止することが多い．

 ピットフォール

- 脳脊髄液検査は外的な影響を受けやすく，正確な評価のできる環境で施行することが重要である．食事や点滴による血糖および髄液糖への干渉を避ける

ため最低でも検査 90 分前からの絶食（あめ・ガムも含む．飲水は可能だがスポーツ飲料などの糖分を含むものは禁），糖フリーの点滴への変更を行う．
- ヘルペスウイルスによる髄膜脳炎の場合，髄液糖/血糖比が 40％程度まで低下することがあることに留意する．

Take Home Message

- 適切な条件下で脳脊髄液検査を行う（特に初回）．
- 治療は，① MEPM（+ VCM），② DEXA，③ IVIg．
- 48 時間後の髄液糖/血糖比で治療効果判定．

参考文献
1) 日本神経学会，日本神経治療学会，日本神経感染症学会，監修．細菌性髄膜炎診療ガイドライン 2014．東京：南江堂；2015．
2) 濱口勝彦，大野良三，野村恭一．髄膜炎．内科．1981；47：937-41．

症例 2　症候性てんかん

使用する薬剤
- ジアゼパム（セルシン®）
- ミダゾラム（ドルミカム®）
- ホスフェニトインナトリウム水和物（ホストイン®）
- レベチラセタム（イーケプラ®）

症例経過

61 歳男性．2 年前に右中大脳動脈領域の心原性脳塞栓症の既往がある．左半側空間無視の後遺症が残存したが，自立歩行可能な ADL であった．自宅で読書中に左顔面のひくつきを自覚，その後，左上下肢に進展する強直間代発作を認め

たため，救急車で受診した．

来院時所見は，体温 36.6℃，血圧 120/95mmHg，脈拍 120/分・不整，JCS Ⅱ-30R，SpO_2 96％（室内気），体動が著しく，指示に従えない状況であり，瞳孔径や眼位は評価不能であった．血液ガス分析（酸素リザーバー 6L/分投与下）は，pH 7.328，PCO_2 36.9mmHg，PO_2 107.4 mmHg，HCO_3^- 20.8mmol/L，BE −4.1 と呼吸性アシドーシスを認めた．その後，救急外来で左顔面から左上下肢，四肢へ進展する強直間代発作を認めた．瞳孔径 3.5/3.5mm，眼位は右共同偏視であった．ジアゼパム 5mg 静注を 2 回繰り返したところ頓挫した．その後，ホスフェニトイン 1350mg/日点滴静注し，翌日より 3 日間，450mg/日点滴静注した．同時に，カルバマゼピン内服による二次予防（200mg/日から開始し，400mg/日まで漸増）を行い自宅退院した．

 この症例にどう対応する？

脳梗塞後の症候性てんかんの症例である．救急搬送後に二次性全般化し，てんかん重積状態となった．成人例のてんかん重積状態の初期対応を 図4 に示す．

第 1 段階
（目的）
重積の頓挫

- バイタルサイン　静脈確保　血糖値測定
  ・血糖＜60mg/dL
  　⇒チアミン 100mg＋50％ブドウ糖 50mL 静注
- ジアゼパム 5mg 静注
  ・最大 5 回（合計 25mg）繰り返す
  ・静脈確保困難時：ジアゼパム注射液注腸（10〜30mg）
  　ダイアップ® 坐薬は無効
  ・ジアゼパムの代替：ミダゾラム 10mg 静注

頓挫困難 ⇒ 気道確保＋人工呼吸器管理持続鎮静（ミダゾラム・プロポフォール）

第 2 段階
（目的）
再発作の抑制

- ホスフェニトイン　22.5mg/kg　　　点滴（30 分）　1 日 1 回
  または
- ミダゾラム　　　0.03〜0.18mg/kg/時　　　持続点滴
  または
- レベチラセタム　500〜1500mg　点滴（30 分）　1 日 2 回

注：第 2 段階の処方は重積頓挫の効果なし
レベチラセタムは重積保険適応外

図4 てんかん重積状態における初期対応（成人例）
（てんかん診療ガイドライン 2018．東京: 医学書院; 2018[1]）

処方の原則

● ジアゼパム（セルシン®）

- てんかん重積を頓挫させるための第一選択薬である．ジアゼパム5mgを緩徐に静注する．重積が頓挫するまで繰り返し（最大5回）使用する．呼吸抑制に注意し，必ずベッドサイドにバッグバルブマスクなど，気道確保の準備をしてから投与する．
- 静脈路の確保が困難な場合には，ジアゼパム注射液の注腸（10〜30mg）が有用であるとされている．ジアゼパム筋注は効果のばらつきがあること，ジアゼパム坐薬（ダイアップ®）は重積の頓挫には即効性がないことに留意する．

● ミダゾラム（ドルミカム®）

- 重積を頓挫させる際に，ジアゼパムの代替としてミダゾラム（ドルミカム®）を使用することがある．成人の場合，ミダゾラム（10mg/2mL）1Aを緩徐に静注する．ジアゼパム同様，呼吸抑制に留意し，気道確保の準備を行ってから投与する．
- ミダゾラムは重積頓挫後の再発作予防にも使用する．投与量は0.03〜0.18mg/kg/時である．体重60kgの成人ではミダゾラム（10mg/2mL）5A＋生食/計50mLで2〜10mL/時となる．

● ホスフェニトインナトリウム水和物（ホストイン®）

- フェニトイン（アレビアチン®）のプロドラッグである．ホスフェニトインは組成が中性であり，フェニトイン使用時における血管外漏出による疼痛や組織傷害を回避できる．フェニトイン同様，ホスフェニトインには重積を頓挫させる即効性はない．効果発現には20分程度を要するため，前述のとおりジアゼパム静注やミダゾラム静注を先行させる．
- 初回投与時は22.5mg/kgを静注する．投与速度は3mg/kg/分あるいは150mg/分のいずれか低い方を超えないようにする．成人量は10分以上かけて投与する必要があり，30分で点滴静注することが多い．維持量は初回投与量の1/3である7.5mg/kgを1日1回静注する．投与速度は1mg/kg/分もしくは75mg/分のいずれか低い方を超えない．初回投与時と同様，30分で点滴静注する．

13

神経内科の救急で使う薬

- **レベチラセタム（イーケプラ®）**
  - 既存の抗てんかん薬とは異なる作用機序を有する．大半が代謝されずに腎排泄される．薬物相互作用が少なく，単剤使用可能，注射剤型選択可能などの特徴がある．しかし，本剤はホスフェニトイン同様，てんかん重積を頓挫させる効果はなく，保険適用もないことに留意する．
  - 重積頓挫後の予防内服に先行，あるいはレベチラセタム内服中に経口摂取が困難となった際に使用する．予防内服に先行して点滴する場合は1回500mgを1日2回から開始する．最大1日3000mgまで増量する．内服を点滴に切り替える場合は内服と同量を点滴する．

 ピットフォール

- ジアゼパムは混濁するので希釈しない（可溶化に有機溶媒を使用しているため）．
- ジアゼパムやミダゾラムなど，ベンゾジアゼピン系薬の拮抗薬はフルマゼニル（アネキセート®）である．てんかん重積時にベンゾジアゼピン系薬による呼吸抑制をきたした際は，バッグバルブマスクで補助換気していれば自発呼吸は数分で再開することが多く，使用頻度は低い．フルマゼニル使用後に再度てんかん重積状態になった場合，ベンゾジアゼピン系薬を再投与しても効果が減弱することに留意する．

Take Home Message

- てんかん重積：気道確保準備，ジアゼパム静注で重積頓挫．

参考文献

1) 日本神経学会，監修．「てんかん診療ガイドライン作成委員会」，編．てんかん診療ガイドライン 2018．東京：医学書院；2018．

〔田島孝士，野村恭一〕

14 形成外科の救急で使う薬

※注意点：形成外科は薬剤のみで治療することはほとんどなく，何らかの処置で治療することを得意としている．一番使う薬剤は，間違いなく局所麻酔薬である．本項は「クスリ」という意味では深い内容がないのでご了承いただきたい．

症例 1　顔面挫創

使用する薬剤
- リドカイン塩酸塩・アドレナリン注射剤
  （キシロカイン® 注射液「1%」エピレナミン〔1：100,000〕含有）
- ゲンタマイシン硫酸塩軟膏など
  （ゲンタシン® 軟膏など〔ワセリン基剤のものであればよい〕）

症例経過

5歳女児，自宅内で転倒しテーブルの角に前額部を強打し受傷，救急外来をwalk inで受診した．バイタル正常，頭痛や嘔気・嘔吐なし，神経学的所見に異常なし，前額部中央を斜走する3cmの挫創を認めた．用手圧迫していたため，出血はほぼ止まっていた．

この症例にどう対応する？

● 診断

まず，挫創を見たら，深部組織の損傷がないかを確認する．顔面挫創の場合

は，頭部外傷，眼球損傷，顔面骨骨折，脊髄損傷などに注意をはらい，また四肢の場合は，骨折や腱・神経血管損傷を見逃さないようにする．

● 治療方針

本症例は5歳女児の前額部の挫創であり，形成外科医にとっても難易度の高い手技となる．縫合に自信がなければその場で縫う必要はないし，きれいな縫合ができないのであれば，翌日に上手な医師に縫ってもらう方がはるかに患者のためになる．

● 治療

その場で縫合する，しないにかかわらず，感染予防の処置は必要である．まずは致死的な感染症となる破傷風への対応は忘れてはならない．プロトコールは図1 を参照していただきたい．

局所に対しては，「麻酔・洗浄・縫合」の順序で処置をする．よい創処置のためには確実な局所麻酔が必要である．薬剤は必ずエピネフリン入りのキシロカインを使うようにする．創縁からの出血を抑えて，縫合に集中しやすくなるからである．添付文書上，手指や足趾にはエピネフリン入りのものは使用禁忌となっているため，それらの部位ではエプネフリンなしのキシロカインを使用し，清潔手袋やネラトンチューブなどで駆血して縫合する．十分麻酔が効いたら，生理食塩水で洗浄し，汚染物質を取り除く．

縫合の詳細は割愛するが，顔面の挫創においては基本的にデブリードマンをしてはならないことは覚えておいてほしい．顔面の皮膚は治りが非常によいので，

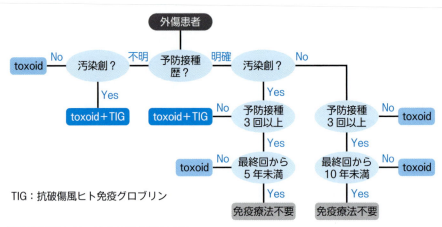

図1 外傷患者に対する破傷風免疫法
(岡田芳明. 臨床医. 1990; 16: 1239-44 を元に作成)

挫滅が強く壊死が危惧されるような皮膚でも意外に生着するのと，顔面の皮膚欠損は四肢・体幹と比較し，その後の治療が難しくなるからである．

縫合しない場合，麻酔・洗浄後に乾燥予防目的にゲンタシン®軟膏などワセリン基剤のものを塗布し，ガーゼ保護して必ず翌日には上手に縫ってくれそうな医師を受診するよう指示する．

症例2　手部熱傷

使用する薬剤

- ベタメタゾン吉草酸エステル・ゲンタマイシン硫酸塩軟膏（リンデロン®-V/-VG 軟膏）
- ジメチルイソプロピルアズレン軟膏（アズノール® 軟膏）

症例経過

2歳男児，お湯を沸かすケトルを倒してしまい，左手に熱湯がかかり受傷した．母親がすぐみつけて水道水で10分程度流した．その後皮膚に赤みと一部水疱が出現したため，救急外来を母親に抱っこされて受診した．左手以外に損傷はなく，虐待の疑いもなかった．左手は掌側，背側に水疱が散在していた．

この症例にどう対応する？

● 診断

表1 のように，熱傷は損傷の深さによって1度から3度に分類され，特に2度は浅達性（superficial dermal burn：SDB）と深達性（deep dermal burn：DDB）に分けられ，教科書的にはDDBと3度熱傷は植皮術が必要といわれている（注：あくまで教科書的な話であって，DDBでも手術をしないで治すことは可能であるし，保存治療の方がよいこともある）．診断において，1〜3度のいずれかは容易に判断できるが，2度のSDBかDDBかは初診時には見分けがつかない．なぜなら水疱蓋を取ってその中をみないとわからないからである（水疱が破れて

表1 やけどの分類（深さによる）

	Ⅰ度	Ⅱ度	Ⅲ度
損傷レベル	表皮より浅い	表皮，真皮	皮膚全層・皮下組織
症状（外見）	赤み（充血，発赤）	水疱（水ぶくれ）	乾燥（黒色，白色）
症状（自覚）	痛み，熱感（熱い）	痛み（損傷レベルが深くなるにつれて痛みが減少）	無痛，感覚なし
治癒期間	数日	1〜4週間	1カ月以上
傷跡	残らない	残る場合と残らない場合がある	残る

【Ⅱ度熱傷の分類】

	浅いⅡ度熱傷	深いⅡ度熱傷
深さ	表皮，真皮浅層	表皮，真皮深層
症状	水疱 痛みが強い	水疱 痛みが弱い
傷跡	残らない（治るまで1〜2週間）	残る（治るまで3〜4週間）

いれば，水疱下の皮膚の色調や知覚があるかどうかで判断する）．そのため，初診時に2度熱傷ということはわかっても，今後手術が必要になるかどうかは経過をみないとわからないのであり，両親にもその点を説明しておく必要がある．

● **治療方針**

新鮮熱傷に対して湿潤治療を行うことはコンセンサスが得られていると思う．かつては感染予防という名目で傷の消毒や乾燥・痂皮化などが行われていたようだが，それらは前時代的な治療である．

● **治療**

湿潤治療を行うにあたって，初診時に何をすればよいか．一番の悩みは水疱への処置であると思うが，ずばりこれは結論が出ていない．水疱を残しておくことで湿潤環境が維持され早期に治りやすいとか，水疱内の滲出液には炎症性サイトカインが含まれているため早期に除去した方がよいとか，専門分野内でも様々な報告があり，現在のところ決定的なデータはない．

対応方法としては，①水疱をそのままにしておく，②注射針で水疱液を穿刺する，③水疱蓋を切除する，の3つがあると思うが，筆者はそのままにしておくことがほとんどである．他の方法は，患者に不要な苦痛を与えるだけでメリット

がないと考えている．その後外来通院中に，感染が疑われた時点で水疱蓋を切除したり，うまく痂皮化すればその後自然脱落を待つこともできる．水疱が破れてしまっていたら，感染することが多いので水疱蓋を切除してしまう方がよい．

　水疱が破れていなければ，初診時には軟膏をたっぷり塗ってガーゼ・包帯保護をするだけでよい．非固着性の創傷被覆剤を使っても構わないが，いずれにしても皮膚に固着しないような工夫が大切である．乾燥してガーゼなどが皮膚に固着してしまうと，痛みは強くなり，創部も深達化し，何より翌日の処置の際に大変な苦痛を強いることになる．

　使用する軟膏は，薬剤の入っていないワセリンでも悪くはないが，最初の2〜3日間は，抗炎症作用のあるステロイド軟膏やアズノール® 軟膏がよい．傷がよくなるというよりは，痛み止めとしての期待が大きい．2度熱傷であっても部分的に1度熱傷の部分もあることがほとんどであり（水疱の縁にもわずかに1度熱傷は存在するはずである），1度の部分にはやはり抗炎症作用のある軟膏を用いた方が痛みは取れやすい．

〔芝山浩樹〕

14

形成外科の救急で使う薬

15 精神科の救急で使う薬

症例 1　意識障害

使用する薬剤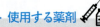
▶ ジアゼパム（セルシン®〔5mg/10mg〕，ホリゾン®〔10mg〕）

症例経過

　24歳女性の意識障害患者が搬送された．意識は Glasgow Coma Scale で E1V1M1．呼吸数 16/分，脈拍 75/分，血圧 120/80mmHg，体温 36.5℃．瞳孔は 3/3，＋/＋，麻痺を認めない．頭部 CT，採血，血液ガス検査でも異常を認めなかった．

この症例にどう対応する？

　意識障害は AIUEOTIPS で否定するのが原則であるが 表1 ，ざっくり言って身体所見と検査所見で説明できない意識障害は P の「精神症状」であることが多い．精神症状で意識障害のようにみえる代表は解離症状と意識変容である．
　意識変容は意識の内容の変化で，一見すると意識清明であるが，話してみると話がかみ合わない，というプレゼンテーションである．意識変容はせん妄，もうろう状態，アメンチアで認め，せん妄とアメンチアは身体疾患が原因であり，もうろう状態はけいれんが原因である．このため，意識変容では各種検査が正常であることは少なく「P」以外の AIUEOTIPS のどれかに引っかかる．
　意識障害のようにみえる精神症状の代表は解離症状である．解離症状とは，心で抱え込めなくなった葛藤が精神症状として表れたものである．精神症状ではあ

表1 意識障害の鑑別（AIUEOTIPS）[1]

A	Alcohol	急性アルコール中毒，ビタミン B_1 欠乏
I	Insulin	低/高血糖
U	Uremia	尿毒症
E	Encephalopathy	脳症：肝性脳症，高血圧性脳症，脳腫瘍
	Endocrinopathy	内分泌：甲状腺クリーゼ，粘液水腫クリーゼ，副甲状腺機能異常，副腎クリーゼ，下垂体卒中
	Electrolytes	電解質異常：高/低 Na, 高/低 Ca, 低 Mg
	Epilepsy	てんかん
O	Overdose/Oxygen	薬物中毒，低酸素，CO 中毒，シアン中毒
T	Trauma/Temperature	外傷，体温異常
I	Infection	感染：脳炎，髄膜炎，呼吸器感染，尿路感染
P	Psychiatric/Porphyria	精神疾患，ポルフィリン症
S	Syncope/Stroke/SAH/Shock	失神，脳血管障害，ショック

るものの，性格や環境因が原因であり，薬物療法が不可欠な精神疾患とは異なる．患者の頭部 CT と採血，血液ガスで意識障害を説明する所見を認めない場合は，解離症状による意識障害を想起する．いずれは覚醒するので経過観察でもよいが，迅速なベッドコントロールが求められる ER では困難な患者として扱われることも多い．

　解離症状の診断が疑われた場合は，解離症状を解く方法としてベンゾジアゼピン系薬の静脈投与で覚醒することがある．解離症状の時は緊張が高まっており，この緊張をとることが覚醒するひとつの要因である．具体的にはセルシン®（10mg）注，ホリゾン®（10mg）注が使いやすい．

処方の原則

● セルシン®（5mg/10mg）注，ホリゾン®（10mg）注
- 原液を使う．施行時はできればメインの点滴をつなぎ，メインで後押ししながら緩徐に使用し，入眠させないように使用する．
- 解離症状であれば 10mg 以内で覚醒が得られることが多い．反応としては最初に眼瞼が動くことが多いため，眼瞼の動きが出てきたら使用を中止する．

- ベンゾジアゼピン系の注射は効果発現まで約3分を要するため，すぐに効果がないからと安易に増量しない．
- 副作用として呼吸筋機能低下による呼吸抑制があるため，気道確保できる準備をしてから行う．舌根が落ちて酸素化が下がった場合は使い過ぎである．

 ## ピットフォール

- 覚醒した時，思い出したくないことまで思い出し，不穏となることがある．このような場合，速やかに精神科医にコンサルトする．精神療法の副作用は難治のため，不穏な時に我流のカウンセリングなどを行わない．
- 覚醒しない場合は，解離症状ではない場合と，入眠した場合が主な要因である．入眠した場合でも解離症状であれば覚醒時には解離症状は改善していることが多い．じっくり待つ．
- 本治療は標準治療ではない．この治療で覚醒しても解離症状ではなく，非けいれん性てんかん重積やベンゾジアゼピン系薬離脱，アルコール離脱の可能性もある．このため，病歴聴取などの情報収集としてのみ利用し，覚醒してER診療が終わった後は，精神科医受診につなげるようにする．
- たとえ解離症状に見えても，40歳以上の意識障害はERでは解離症状と判断せず身体疾患として，意識障害の原因検査を行う[2]．

Take Home Message

- 解離症状を疑う意識障害にはベンゾジアゼピン系薬の静脈注射で覚醒することがある．
- 標準治療ではないため，病歴聴取目的に利用し，必ず精神科受診につなげる．
- ベンゾジアゼピン系薬を静脈使用する時は，気道管理ができる施設で行う．
- 40歳以上の意識障害はERでは解離症状など精神症状として扱わない．

参考文献
1) 高橋 良．"聴く"からはじめる！ 病態生理×臨床推論のクリニカルロジック 第7回 意識障害を診るためのAIUEOTIPS使いこなし術．薬事．2016; 58: 2571.
2) 久村正樹．"メンタル"にも強いメンタルを養う方法．総合診療．2017; 27: 1726-9.

症例2　興奮

使用する薬剤
- なし（医療面接が第一）

使用することのある薬剤
- ハロペリドール（セレネース®〔5mg〕注）

症例経過

65歳男性が糖尿病の定期受診の診察中，興奮し医師に声を荒らげていた．意識は Glasgow Coma Scale で E4V5M6．呼吸数18/分，脈拍80/分，血圧120/80mmHg，体温36.5℃．瞳孔は3/3，＋/＋，麻痺を認めない．「医者の説明が悪い」などと訴えている．

この症例にどう対応する？

意識障害を認めない興奮の患者の場合，薬物の影響からの興奮を否定する．次に躁状態，幻覚妄想，そして知的能力の低下，最後に性格を考える 図1．

この類の患者は「暴力患者」として警察のお世話になってしまう場合もある．警察の対象となるのは患者が自傷・他害に及んでいる時であり，このような時は

```
1) 薬物・アルコール・タバコの離脱症状
        ↓否定されたら
2) 躁状態，幻覚妄想状態
        ↓否定されたら
3) 知的能力の低下
   周囲のことが理解できない不安からの興奮
        ↓否定されたら
4) もともと怒りっぽい，興奮しやすい人である
```

図1　意識障害を認めない患者が興奮する原因

速やかに警察に連絡する．

　警察の対象とならない時，医療者が興奮の対応をする時がある．この時は医療面接で興奮を鎮めるのが目的ではあるが，並行して，興奮の医学的な要因を突き止めるようにする．

　興奮が著しい時は落ち着くまで近づかない．患者をできるだけ静かな部屋に移動させる．危険物を持っている時はいったん預かる．自分と周囲の安全が確認できたら面接を始める．面接では薬物・アルコール・タバコの使用状況を問診する．これらは離脱症状として興奮を引き起こす．

　話す内容が尊大である，誰かに意地悪をされていると訴えるなど，躁状態や幻覚妄想により興奮していると思われた時は過度に症状を聞き出さないようにする．

　見逃されやすいのが知的機能の低下である．通常の会話ではわからなくても，six-item screener など簡単な検査で明らかとなる　図2 ．この場合，医療者の言うことが理解できない，すぐ忘れてしまうことの不安から興奮していることがある[1]．知的機能低下は原因が多岐に渡るので，必ず鑑別しておく　表2 ．

　怒りの閾値が低い「怒りっぽい性格」の場合は，医学的に緊急性はない．病院に居座り続けるめいわく行為など，軽犯罪法違反に該当する場合は警察に連絡する．

　面接により患者の自覚を言葉にすることで，興奮は相当程度治まる．

桜，猫，電車を言わせて覚えてもらう	
患者は3つの言葉をすべて言えたか　　　　はい　いいえ	
今日は何年？	(1)
今日は何月？	(1)
今日は何曜日？	(1)
先ほどの3つの言葉を思い出してください	
桜	(1)
猫	(1)
電車	(1)
合計点数	(6)

図2 Six-item screener[2] の質問票
3つ以上の間違いで認知症と認定する．
感度88.7％，特異度88.0％

表2 知的機能の低下をきたす疾患

（柴崎俊一．認知症．今日の臨床サポート．https://clinicalsup.jp/〔2019年3月5日〕を元に作成）

頻度が高い	アルツハイマー病，血管性認知症，レビー小体型認知症，甲状腺機能低下症，薬剤性
速やかに治療が必要	硬膜下血腫，頭部外傷，水頭症（特に急性・閉塞性），ウイルス性脳炎，髄膜炎，ウェルニッケ脳症，肝性脳症，尿毒症，低血糖，電解質異常
まれ	特発性正常圧水頭症，脳腫瘍，HIV脳症，神経梅毒，橋本脳症，原発性副甲状腺機能亢進症，ビタミンB_{12}欠乏症，側頭葉てんかん

　離脱症状や躁状態，幻覚妄想からの興奮は病気の症状の一部であるため，面接では収まらないことが多い．このような場合は，セレネース®（5mg）注を静脈注射し，対症療法的に興奮を抑えると診察がしやすくなる．セレネース®で興奮を抑えたのち精神科にコンサルトするのが望ましい．

対応の原則

- 興奮を最初から精神症状とは捉えてはいけない．
- 興奮患者にはできるだけ少人数で対応する．多人数だと一般的に興奮は増悪する．
- 面接は，相手の話す単語を1つでもいいので反復し，疑問形で返しながら面接を始める（例：患者「俺は怒っている！」医療者「怒っているのですね」）．
- セレネース®を使用してその後精神科受診を促す時，受診の同意が得られないことが多い．このため薬物を使う前に，正式な診察依頼の前に医師同士の相談という形で相談しておくとよい．

処方の原則

- 使い方はできるだけメインの点滴をつなぎ，後押ししながら緩徐に使用する．
- メインがとれない時は，20ccの生食で溶解すると使いやすい．反応をみながら全量を3分程度で静注する．2.5～5mg程度の使用で15分以内に効果が発現する．
- 鎮静効果が強く出すぎることがある．原因は使い過ぎであるが，このような場合はモニターを装着し経過を観察する．

- セレネース® は経静脈的に使用すると比較的安全な薬である．循環器系や呼吸器系への副作用はほとんどない．

 ピットフォール

- 躁状態や幻覚妄想状態の患者の症状を聞きすぎることは，精神症状を増悪させることが多い．
- セレネース®の注射は本人の意に反する治療となることがある．カルテに「この治療を行わないと診察ができず，本人に身体上著しい不利益を被る」などと記載すること．
- 興奮から明らかな自傷・他害を認める時は，精神保健福祉法第 23 条に基づく警察官の「通報」を依頼する．この時，セレネース®(5mg) 注などで興奮を治療すると，「自傷・他害を認めない」といって警察官が通報しない事態が生じることがある．なお，警察官が「保護」することは精神保健福祉法第 23 条ではなく，警察官職務執行法第 3 条第 1 項に基づく．
- セレネース® を筋注ないし経口投与した時はアカシジアや悪性症候群など副作用が増える．またセレネース® を経口投与する場合，9mg 以上使用しても副作用が出るだけで薬物本来の効果はない．

Take Home Message

- 興奮の対応は面接などの言語的・非言語的介入（ディエスカレーション）を第一選択とすべきである．
- 医療面接では相手の言った単語を反復して疑問形で返すとよい．
- 興奮では知的機能の低下を必ずチェックする．
- 自傷・他害行為に及ぶ興奮患者は，速やかに警察を呼ぶ．
- 興奮を薬で鎮めるならセレネース®(5mg) 注を静脈注射する．

参考文献

1) 宮岡 等. 治療指示を守らない患者. In: 宮岡 等. 4 版. 東京: 医学書院; 1998. p. 93-102.
2) Callahan CM, Unverzagt FW, Hui SL, et al. Six-item screener to identify cognitive impairment among potential subjects for clinical research. Med Care. 2002; 40: 771-81.

症例3　自殺企図

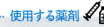

使用する薬剤
▶ なし（治療環境を決定することが第一）

症例経過

25歳女性が「薬を大量に飲んだ」として救急外来を受診した．意識はGlasgow Coma ScaleでE3V5M6．呼吸数16/分，脈拍70/分，血圧110/70mmHg，体温36.2℃．瞳孔は2/2，+/+，麻痺を認めない．ふらついている．「死のうと思って精神科で処方されている薬を全部飲んだ」などと訴えている．

この症例にどう対応する？

自殺企図とは，「自殺を意図して，あるいはその行為が致死的であると理解した上で自損行為をし，結果的に死に至らずに生存した状態」を表す．自殺企図の患者では，自殺企図手段の確認と同時に，自殺企図の評価が重要となる．

手段が，リチウム中毒，アセトアミノフェン中毒，アスピリン中毒，一酸化炭素中毒など，遅発性に症状が出てくるものである場合には，入院を考慮して対応する．

自殺企図の評価は困難だが，
① 計画性がある
② 急に死のうと思い始めた
③ 強く死にたいと思っている
④ 遺書を準備していたり，周囲に自殺をほのめかしていた

などのいずれかが該当する場合は，再度自殺企図に及ぶ可能性が高い．このような患者の対応としては，入院させると決めて，身体治療と精神治療のどちらが主か，治療環境を決定することが中心となる．迷ったら身体治療を優先させておくとよい．身体治療が重篤でなければ精神治療が必要だと判断する．

精神治療を行う時，精神科医がいない施設や夜間は対応に苦慮することがある．精神症状の治療目的に一般病床に入院させることは大変困難であり，このよ

うな場合はまず警察に連絡し，精神保健福祉法第 23 条の自傷・他害患者の通報を利用する．ここで警察が患者の通報をしない場合，その旨をカルテに記載し，最寄りの保健所，ないし各自治体にある精神科救急情報センターに「自傷患者がいて精神科治療が必要」の旨を連絡する．

精神科救急情報センターは一般的に動きが慎重で役に立たないことも多いが，「自傷の患者が来たことを連絡し，精神医療が必要であると精神科救急情報センターに伝えたこと」は必ずカルテに記載しておく．この上で精神科救急情報センターから有益な情報が得られず，警察も患者の通報をせず，精神科医も近くにいない場合，近くの精神科を紹介し帰宅させるしかない場合がある．このような場合で患者が再度自殺企図に至ったとしても，いまの医療体制だけでは，これを防ぐことは大変難しいのが現状である．カルテ記載はしっかりしておく．

 対応の原則

- 自殺企図の患者では自殺についてきちんと取り扱う．「死にたかった」など，自殺企図の時の気持ちを言語化することは患者の情動を安定させる．TALK の原則で面接する 表3 ．
- 患者が泣き出したら泣かせる．この間は，話しかけず様子を静観する．泣くことは情動を安定させる．

表3 TALK の原則

TELL	心配していることを伝える
ASK	希死念慮について率直に尋ねる
LISTEN	気持ちを傾聴する
KEEP SAFE	安全を確保する

 ピットフォール

- 自殺企図後の患者は精神症状が軽くみえる時がある．これはカタルシス効果といい，みせかけの精神症状改善である．実際には自殺企図に至った要因が解決されたわけではないので，自殺企図後の精神症状は実際より重く捉えたほうがよい．
- 精神保健福祉法第 23 条が定めるのは，警察官による自傷・他害患者の保健

所長を経た都道府県知事への「通報」のみであり，精神障害者の保護は警察官職務執行法第3条第1項に基づく．このため法的には「通報」はしても，「保護」はしないケースもあり得る．

Take Home Message

- 自殺企図患者は原則入院させる．
- 身体治療か精神治療かどちらか迷ったら身体治療を優先する．
- 自殺企図の後はカタルシス効果により精神症状が軽くみえることがある．
- 精神科医がいない施設では警察，精神科救急情報センターを利用する．

〔久村正樹〕

16 眼科の救急で使う薬

症例 1　片眼の充血，頭痛，嘔気

使用する薬剤
▶ ピロカルピン塩酸塩液（2%サンピロ® 点眼液 5mL）

 症例経過

　65歳女性．休日夕方に自宅で新聞を読んでいたところ，左目の見えにくさを自覚し，次いで同側の眼痛と頭痛，嘔気が出現したため救急外来を受診した．診察時，意識は清明で麻痺などの神経症状はなかったが，左目は角膜周囲が充血しており若干散瞳していた．眼圧を測定したところ，64mmHgと上昇していた．

 この症例にどう対応する？

　本症例は視力低下や頭痛，嘔気，眼痛の症状に加え毛様充血 図1 や散瞳，眼圧上昇もあり，急性閉塞隅角緑内障を強く疑う．他の症状として角膜浮腫，流涙，霧視，対光反射の減弱あるいは消失などを伴うこともある．
　ERでの診断には症状に加えトノペン®（電子眼圧計）などを用いた眼圧測定が重要であり，眼圧≧40mmHgであれば治療に踏み切ってよい 表1 ．
　放置すると失明の可能性があるためただちに眼科医へのコンサルトが必要だが，診察を待つ間に薬物療法により隅角閉塞の解除を試みる．点眼薬としてコリン作動性の縮瞳薬であるサンピロ点眼液を使用する．他に房水産生の抑制を期してアセタゾラミドの静脈投与，眼圧降下を期して20%マンニトールの静脈投与も考慮する．冷罨法も有効とされる[1]．

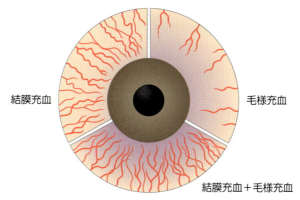

図1 種々の充血の区別
角膜周囲が充血する毛様充血が緑内障に特徴的である．

表1 眼圧と症状，治療介入，緊急度
（マイナー外科救急レジデントマニュアル．1版．東京：医学書院；2016．p.164を元に作成）

眼圧 (mmHg)	症状	鑑別診断	治療介入	緊急性
1〜5	視力低下	・緑内障術後早期 ・穿孔性眼外傷	眼外傷であれば手術	外傷であれば即眼科コンサルト
6〜9	（網膜剥離であれば）飛蚊症，視野欠損など	・レーシック術後 ・裂孔原性網膜剥離	網膜剥離であれば手術	網膜剥離であれば翌日までに眼科受診
10〜21	なし	正常域	なし	なし
22〜39	軽度の眼痛，頭痛，視力低下など （無症状のことも）	・続発緑内障（虹彩炎，内眼術後など） ・開放隅角緑内障	緑内障点眼	1週間以内に眼科受診
40〜80	充血，眼痛，頭痛，視力低下	・急性緑内障発作	・緑内障点眼 ・浸透圧利尿薬 ・炭酸脱水素酵素阻害薬 ・手術	治療と並行してただちに眼科コンサルト

 処方の原則

- **2％サンピロ®点眼液，ダイアモックス®注射用500mg，20％マンニトール注射液（眼科医と連携しながら）**
    - サンピロ®点眼液は0.5〜4％までの製剤があるが，救急外来では2％また

は 1％の製剤を使用すればよい．1回 2 滴を 10 〜 15 分ごとなど，頻回の投与を行う．
- アセタゾラミドを使用する場合 250mg を内服または 500mg の点滴静注を行う．投与に伴い低 K 血症や代謝性アシドーシスの出現などに注意が必要である．
- マンニトールは 20％製剤を 300 〜 500mL 点滴静注することで短時間の間に眼圧降下が期待できる．ただし投与による高浸透圧血症や利尿に伴う脱水，腎障害の悪化などに注意が必要である．

 ピットフォール

- 隅角閉塞の誘因となる病歴として抗コリン薬の内服，散瞳薬の点眼，精神的ストレス，長時間下を見続けたことなどがある．ただし誘因がはっきりせず眼科受診歴もない患者が，初発症状として救急受診するケースも多い．
- 前述のトノペン® は簡便に眼圧測定できお勧めするが，眼圧を測ろうにも眼圧計を常備していない施設で診察しなければならないこともある．あったとしても，仰臥位では測定できないことなどに困る場合もある．その場合眼球の触診（閉眼させ，眼瞼越しに検者の示指で眼球を触れる）で患側は石様硬に触れることから眼圧上昇を判別できることがある[2]．
- 眼痛や視力低下を訴えない例もあり，頭痛や嘔吐などの主訴からも鑑別診断に挙げ，除外できなければ眼圧測定する．

Take Home Message

- 急性閉塞隅角緑内障は，緑内障の既往がない患者や眼科受診歴のない患者に突然発症することがある．
- 眼症状，頭痛，嘔吐などが特徴的だが，非典型例も少なくない．
- 救急外来で疑ったら，眼科へのコンサルトと眼圧降下のための応急処置（サンピロ® 点眼液，アセタゾラミドやマンニトールの静脈投与，冷罨法など）を並行して行う．

参考文献

1) 日本緑内障学会. 災害時の緑内障治療についてのご協力のお願い（非眼科医向け）. http://www.ryokunaisho.jp/infomation/data/info_160823_2.pdf
2) 石岡みさき. すぐに眼科へ. In: 石岡みさき. ジェネラリストのための眼科診療ハンドブック. 1版. 東京: 医学書院; 2015. p.10-3.

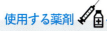

症例2　突然発症の視力低下

使用する薬剤
- なし（可及的速やかな眼科コンサルト）

症例経過

63歳男性．既往に高血圧，糖尿病がありコントロールはやや不良だった．朝食中に突然右眼が全くみえなくなったため，1時間後に救急外来を受診した．前眼部に充血はなく，眼痛も認めなかった．診察時，左眼の視力は光覚弁程度であった．

この症例にどう対応する？

片眼に高度の視力低下が突然発症した場合，網膜中心動脈閉塞症が考えられる．これは眼科における急性心筋梗塞とでもいうべき緊急疾患である 図2 ．血流再開により視力回復が期待できるゴールデンタイムは明らかになっていないが，発症から4時間経過すると回復は困難とされる[1]．

リスク因子は脳卒中や急性冠症候群などの血管疾患とおおむね共通と考えてよい．脂質異常症，高血圧，糖尿病のほか心房細動などもリスクとなる．

主訴と病歴，リスク因子などから疑ったら即座に眼科コンサルトを行う．治療手段は前房穿刺による房水除去，血栓溶解薬，血管拡張薬などがあるが，非専門医がERで実施する状況は考えにくい．

眼科の診察を待つ間は眼球マッサージのほか，眼圧降下による眼灌流圧上昇を期してアセタゾラミド静注，血中二酸化炭素濃度上昇による網膜中心動脈の拡張

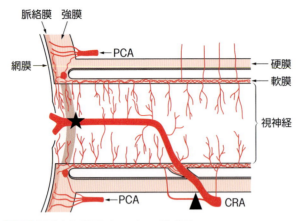

図2 網膜中心動脈（CRA）の模式図
CRA は矢頭部分で視神経鞘内へ進入し灌流する．
強膜篩板手前の星印部分が閉塞の好発部位となる．
PCA: posterior ciliary artery（後毛様体動脈）
CRA: central retinal artery（網膜中心動脈）

を期待しペーパーバッグ換気などを行う．

 対応の原則

- **眼科コンサルトと並行して実施する処置**
  - 症状と眼底所見（cherry red spot など）から診断するが，非専門医にはハードルが高いため，主訴と病歴から疑ったら可及的速やかに眼科コンサルトをすべきである．
  - 網膜血流の回復を期待して眼球マッサージ（閉眼させ強く圧迫，解除を 100 回/分程度のペースで繰り返し，10〜15 分間続ける）を行う．
  - 10 分間程度のペーパーバッグ換気を行うことがある[2]．実施する場合は低酸素血症に注意し SpO$_2$ のモニタリング下に行う．

 ピットフォール

- 動脈硬化が本態であり脳卒中などの血管疾患とリスク因子が共通するとはいうものの，先天性凝固障害や経口避妊薬服用などの背景から若年発症する例

もある．
- 鑑別診断には視神経炎などが挙げられるが，ERでの診断は難しいこともある．視機能に重篤な障害があることに変わりはないので，確定診断にこだわらず，眼科コンサルトを行う．

Take Home Message

- 網膜中心動脈閉塞症は眼科領域における急性心筋梗塞と考える．
- 片眼の急激な視力低下は，初療時に確定診断がつかなくとも至急眼科コンサルトが必要と心得る．

参考文献
1) Varma DD, Cugati S, Lee AW, et al. A review of central retinal artery occlusion: clinical presentation and management. Eye (Lond). 2013; 27: 688-97.
2) 石岡みさき. すぐに眼科へ. In: 石岡みさき. ジェネラリストのための眼科診療ハンドブック. 1版. 東京: 医学書院; 2015. p.2-4.

症例3　眼異物

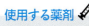

使用する薬剤
▶ オキシブプロカイン塩酸塩（0.4％ベノキシール® 点眼液）

症例経過

34歳男性．工場での作業中にアルカリ性洗浄液が飛び散り右眼に入った．その後から眼痛が徐々に増強したため救急外来を受診した．

この症例にどう対応する？

結膜や角膜に付着した眼異物は，患者の不快感はともかく緊急性は必ずしも高くない．しかし本症例のようなアルカリなどの化学物質による眼外傷は受傷直後

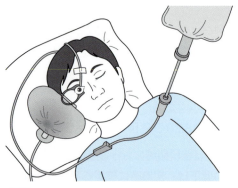

図3 持続洗眼

から適切な初期対応を行わなければ予後が悪化する可能性がある．

　身近なアルカリ性化学物質というと，洗剤，農薬，パーマ液，消石灰などが挙げられる．これらによる眼外傷を受傷した場合，進行性に組織融解が悪化し重篤化するため速やかな洗眼が重要である．ERでは，ベノキシール®点眼液による表面麻酔を行い，持続洗眼 図3 を行う．リトマス紙や検尿用の試験紙などで下眼瞼結膜嚢のpHを測定し，pH 7.0 〜 7.5の範囲に収まるまで洗浄を繰り返す．その上で，眼科へのコンサルトを行う．

 ## 処方の原則

- **0.4%ベノキシール®点眼液**
    - ベノキシール®点眼液を症状にあわせ1 〜 4滴を点眼し表面麻酔を行う．
    - 持続洗眼は，生理食塩水のバッグに点滴回路をつなぎ，必要に応じ開瞼器などで開眼させ，眼球表面に滴下することで行う．pHの正常化を目標とするが，通常2L以上で洗眼する[1]．

 ## ピットフォール

- 速やかな洗浄が重要であるため，受診前に患者から連絡があった場合は可及的速やかに洗眼するよう助言する．水道水の流水による洗眼や，洗面器にはった水に顔をつけ瞬目を繰り返す方法でよいので10分以上行う．
- ベノキシール®点眼液は角膜上皮の再生を阻害する．疼痛緩和目的に患者へ

処方するなど，処置時の表面麻酔以外の使用は慎むべきである[2].

Take Home Message

- アルカリ性化学物質による眼外傷は緊急疾患である.
- 可能であれば受傷直後，救急受診前からの速やかな洗眼が望ましい.
- ER ではベノキシール® で表面麻酔し，生理食塩水と点滴回路を用いて洗眼を行う.

参考文献

1) 石岡みさき. すぐに眼科へ. In: 石岡みさき. ジェネラリストのための眼科診療ハンドブック. 1 版. 東京: 医学書院; 2015. p.9-10.
2) 長井紀章, 真野 裕, 辰巳賀陽子, 他. 表面麻酔薬オキシブプロカイン塩酸塩点眼液の角膜障害性評価. あたらしい眼科. 2016; 33: 863-6.

〔土手 尚, 志賀 隆〕

16

眼科の救急で使う薬

17 皮膚科の救急で使う薬

症例 1　呼吸困難感，嘔気，全身の膨疹

使用する薬剤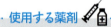
▶ アドレナリン（ボスミン® 〔0.1% 1mg/1mL/A〕）

 症例経過

　45歳男性．特記すべき既往歴なし，アレルギー歴なし．居酒屋で刺身などを含む料理を食べていたところ，体幹部を中心に全身に瘙痒感を伴う膨疹が出現した．呼吸困難感，嘔気も伴っていた．

　救急搬送され初期対応を開始したところ，前述の症状は持続しており，会話は可能だったが，収縮期血圧 70mmHg，脈拍 140/分，呼吸数 30/分，SpO_2 97%（酸素 10L/分投与下）であった．

 この症例にどう対応する？

　食事中に発症した皮膚症状（膨疹），消化器症状（嘔気），呼吸器症状（呼吸困難感）であり，血圧低下も伴っている．ショックの原因を鑑別する必要はあるが，まずはアナフィラキシーショックと考えられる状態である 表1 [1]．

　舌や咽喉頭の腫脹により気道閉塞をきたす可能性があるため，まずは気道の評価を行い気管挿管および外科的気道確保に備える．太めの末梢静脈路を確保し，細胞外液による輸液を開始する．これらと並行して，アナフィラキシーと診断したら速やかにアドレナリン 0.3mg を大腿部中央の前外側に筋注する．アドレナリン筋注後，多くの症例では数分で症状は改善傾向となるが，改善に乏しい場合

表1 アナフィラキシーの定義と診断基準（アナフィラキシーガイドライン．1版．東京：一般社団法人日本アレルギー学会；2014. p.1[1]）を元に作成）

以下の 3 項目のうち，いずれかに該当すればアナフィラキシーと判断する．

1. 皮膚症状（全身の発疹，瘙痒または紅斑），または粘膜症状（口唇・舌・口蓋垂の腫脹など）のいずれかが存在し，急速に（数分～数時間以内）発現する症状，かつ下記 a，b の少なくとも 1 つを伴う．
    a. 呼吸器症状（呼吸困難，気道狭窄，喘鳴，低酸素血症）
    b. 循環器症状（血圧低下，意識障害）

2. アレルゲンとなりうるものへの曝露の後，急速に（数分～数時間以内）発現する下記 a～d のうち，2 つ以上を伴う．
    a. 皮膚・粘膜症状（全身の発疹，瘙痒，紅潮，浮腫）
    b. 呼吸器症状（呼吸困難，気道狭窄，喘鳴，低酸素血症）
    c. 循環器症状（血圧低下，意識障害）
    d. 持続する消化器症状（腹部仙痛，嘔吐）

3. アレルゲンへの曝露後の急速な（数分～数時間以内）血圧低下．
    血圧低下（収縮期血圧）の定義：平常時血圧の 70％未満または下記
    　　生後 1 カ月～11 カ月　　＜70mmHg
    　　1～10 歳　　　　　　　　＜70mmHg ＋（2×年齢）
    　　11 歳～成人　　　　　　　＜90mmHg

は患者の反応を確認しつつ 10～20 分程度の間隔をあけて反復投与を考慮する．

　アナフィラキシーの初期症状が消退したあと，数時間後に二相性アナフィラキシーを生じることがある．このため原則として，最低 1 泊の入院または ER で 8 時間程度の経過観察を行う．その後はアドレナリン自己注射薬（エピペン®）の携帯を考慮，必要に応じてアレルゲンの検索や生活上の指導をアレルギー専門家に依頼する．

 ## 処方の原則

● ボスミン®（0.1％ 1mg/1mL/A）

- 一刻も早くアドレナリンを筋注で投与することが最重要である．投与量の推奨は 0.01mg/kg（最大量は成人 0.5mg，小児 0.3mg）とされているが，投与の遅延や用量の間違いが生じないよう成人ならば「一律 0.3mg 筋注」など単純化した運用でもよい．ガイドライン上，アドレナリンの適応は重症群とされているが[2]，筋注での投与ならば重篤な副作用をきたす可能性は低いため，実用上は投与の閾値をあまり上げるべきではない．
- アドレナリン筋注に不応の難治性のアナフィラキシーにも稀に遭遇する．そのようなケースではアドレナリン持続投与（0.1μg/kg/分で開始，症状の

推移を観察し適宜増減）を考慮する．ボスミン®1mg/mL 2A＋生理食塩水18mLなどの組成とし，3mL/時程度から開始する．投与中は厳密な血圧，心拍数，心電図などのモニタリングが必要である．
- アドレナリンに不応となる原因としてβ遮断薬常用中の患者に生じたアナフィラキシーがある．この場合はアドレナリン筋注に加えグルカゴン1mg静注を，反応をみつつ5分おきに行う．1mg/時での持続静注を行うこともある．

ピットフォール

- アナフィラキシーは病院内での投薬に伴って発症するケースも多いが，アナフィラキシーの対応に習熟していない部署では投与量や投与経路（アドレナリンを静注してしまう）などのエラーが生じうる．「0.3mgを筋注する」というシンプルなルールを周知徹底するのが望ましいと考える．
- アナフィラキシーが生じると血管透過性が亢進することで血管内脱水が生じる．特に血圧低下をきたした例では，アドレナリン筋注はもちろんだが十分な細胞外液による輸液（成人では少なくとも30mL/kg程度）を行うことは非常に重要である．
- アナフィラキシー発症時に放出される炎症性メディエータの作用で急性冠症候群を引き起こすKounis症候群という病態がある．治療後もショックが改善しないケースなどでは注意する必要がある[3]．
- 症状緩和を期待しての抗ヒスタミン薬，二相性反応予防としてのステロイドが投与されることもあるが，これらの薬剤の効果についての強いエビデンスはない．

Take Home Message

- アナフィラキシーを察知したら，可及的速やかにアドレナリン0.3mg筋注を行う．
- アナフィラキシーの初期対応において，十分な細胞外液輸液はアドレナリンに次いで重要な治療である．
- 難治性アナフィラキシーに遭遇したら，ボスミン持続投与，グルカゴン静注を考慮する．

参考文献

1) アナフィラキシーの定義と診断基準. In: 日本アレルギー学会 Anaphylaxis 対策特別委員会, 編. アナフィラキシーガイドライン. 1版. 東京: 一般社団法人日本アレルギー学会; 2014. p.1.
2) アドレナリンの適応. In: 日本アレルギー学会 Anaphylaxis 対策特別委員会, 編. アナフィラキシーガイドライン. 1版. 東京: 一般社団法人日本アレルギー学会; 2014. p.14.
3) 羽岡健史, 森下由香, 内藤祐貴, 他. アナフィラキシーショックと冠攣縮性狭心症を呈した Kounis 症候群の1例. 日救急医会誌. 2014; 25: 785-91.

症例2　疼痛を伴う皮疹

使用する薬剤
- バラシクロビル（バルトレックス®〔500mg〕）
- ファムシクロビル（ファムビル®〔250mg〕）

症例経過

80歳男性. 既往症は高血圧のみ. 数日前から頭部左側の頭痛を自覚していた. 疼痛は増悪傾向で, 前額部の皮膚に触れただけでも強い痛みを感じるようになったため救急外来を受診した. 診察時, 患者は意識清明で四肢, 顔面に麻痺は認めなかった. 聴覚, 視覚にも異常はなかった. 左前額部の皮膚に 2cm × 3cm 程度の紅斑を認め, その上に小水疱が散在していた.

この症例にどう対応する？

病歴と皮膚所見から帯状疱疹を強く疑う.

帯状疱疹の症状は皮膚症状と神経症状に大別されるが, 通常神経症状が先行し, ついで同部位に皮疹が出現してくる[1]. 帯状疱疹の神経症状は皮膚症状が出現する数日前から自覚され, 一定の神経支配領域に一致して疼痛（電気が走るような痛み, ピリピリした痛み, など）や知覚異常を認める. 皮膚症状はまず神経支配領域に一致して紅斑が出現し, 紅斑の上に小丘疹が現れ, その後水疱形成する. 水疱は数日の間に膿疱化し, 破綻すると潰瘍形成する. その後は数週間の間

に痂皮化し消退していく．神経症状はその間，皮疹出現後1週間程度でピークを迎え，皮疹の消退とともに治まっていく．

　帯状疱疹は，水痘罹患後に神経節に潜伏していた水痘帯状疱疹ウイルス（varicella zoster virus：VZV）がストレスや老化，免疫能低下などの誘因で再活性化することで生じる．確定診断には血清学的検査やTzanck試験などが用いられるが，ERで結果を得ることは難しいため臨床診断し治療を開始することになる．治療は抗ウイルス薬（アシクロビル，バラシクロビル，ファムシクロビル）の内服により行う．

　重症化する可能性や，皮疹の消失後も疼痛が持続する帯状疱疹後神経痛（post-herpetic neuralgia：PHN）という病態があるため診断後は後日皮膚科への受診につなげる．

 処方の原則

- **バルトレックス®（500mg），ファムビル®（250mg）**
  - 帯状疱疹に対する経口抗ウイルス薬として，主にバラシクロビルとファムシクロビルが用いられる．バラシクロビルはアシクロビルのプロドラッグ，ファムシクロビルはペンシクロビルのプロドラッグである．十分量を投与した場合，この2剤の治療効果に実用上問題となる差異はない．バルトレックス®500mgを6錠分3またはファムビル®250mgを6錠分3，いずれも7日間投与する．鎮痛薬としてNSAIDs，アセトアミノフェンなども併せて処方する．
  - アシクロビルは安価であるが，内服回数が5回/日と多くアドヒアランスに不安が残ることがネックであり，処方される機会は少なくなっている．
  - バラシクロビルとファムシクロビルはいずれも腎排泄であり，腎機能低下がある患者に対しては減量して処方しなければならない 表2 [2]．
  - 2017年にアメナビル（アメナリーフ®）という新規抗ヘルペスウイルス薬が国内で発売開始された．投与回数が1回/日で済み，腎機能にあわせた調整も不要というメリットがある．治療効果もバラシクロビルに対し非劣性が示されている[3]．副作用や相互作用については不明点も残り，エビデンスの蓄積を待つ必要がある．

表2 腎機能別投与量（バラシクロビル内服，ファムシクロビル内服，アシクロビル点滴）

（CKD 診療ガイド 2012．1版．東京：東京医学社；2012．p.100-28[2)] を元に作成）

一般名 (商品名)	クレアチニンクリアランス（mL/分）				透析（HD）
バラシクロビル （バルトレックス®）	（>50） 3g 分3	（10〜50） 1〜2g 分1 or 分2		（<10） 0.5〜1g 48hごと	250mg 12hごと （透析日は透析後）
ファムシクロビル （ファムビル®）	（≧60） 1.5g 分3	（40〜59） 1g 分2	（20〜39） 0.5g 分1	（<20） 0.25g 分1	透析（HD） 透析後に 0.25g 分1
アシクロビル （ゾビラックス®注）	（>50） 5〜10mg/kg 8hごと	（10〜50） 5mg/kg 10〜24hごと		（<10） 3.5mg/kg 48〜72hごと	透析（HD） 3.5mg/kg 週3回 透析後

ピットフォール

- 抗ヘルペスウイルス薬はウイルスの不活化ではなく増殖抑制が作用機序であるため，投与はウイルス増殖が持続している間，皮疹が出現してから7日程度までに行わなければならない 図1．水疱が残っていれば治療適応と考えてよいが，すべて痂皮化している時期では効果は期待しにくい．
- 三叉神経第1枝領域・第2枝領域の帯状疱疹は眼部帯状疱疹と呼ばれ，種々の眼合併症を生じる可能性があり眼科受診させる必要がある．耳周囲に生じた帯状疱疹は経過中に顔面神経麻痺を併発（Ramsay Hunt 症候群）しステロイドによる治療が必要となる可能性があるため，麻痺がある場合は耳鼻科

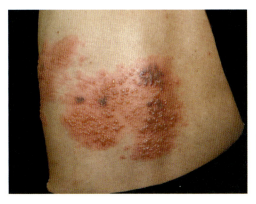

図1 水疱の残る帯状疱疹の皮疹
（岸本和裕．皮膚疾患クエスチョン100プラスα．東京：中外医学社；2018．p.147より許諾を得て転載）

受診につなげる.

- 皮疹がはっきりせず，頭痛や胸痛など疼痛の訴えのみで受診するケースもあり，原因がはっきりしない疼痛では帯状疱疹も鑑別診断に挙げる必要がある.
- 基礎疾患やステロイド内服などにより免疫抑制状態にある患者を中心に，時に全身性の皮疹や臓器障害が出現する汎発性帯状疱疹という病態に至る．この場合はアシクロビル 5 ～ 10mg/kg を 8 時間ごと（腎障害時は減量 表2 ）に点滴静注し治療を開始する[4].

Take Home Message

- 帯状疱疹を診断したら，水疱が残っているタイミングであれば遅滞なく抗ヘルペスウイルス薬（バラシクロビルまたはファムシクロビル）を投与する.
- 抗ヘルペスウイルス薬は，腎機能低下時は減量して処方する.
- 眼部帯状疱疹や Ramsay Hunt 症候群，汎発性帯状疱疹の場合は追加の治療が必要となることに留意する.

参考文献

1) 清水　宏. ウィルス感染症. In: あたらしい皮膚科学. 2 版. 東京: 中山書店; 2011. p.468-70.
2) 日本腎臓病薬物療法学会. 腎機能低下時の薬剤投与量. In: 日本腎臓学会, 編. CKD 診療ガイド 2012. 1 版. 東京: 東京医学社; 2012. p.100-28.
3) Kawashima M, Nemoto O, Honda M, et al. Amenamevir, a novel helicase-primase inhibitor, for treatment of herpes zoster: A randomized, double-blind, valaciclovir-controlled phase 3 study. J Dermatol. 2017; 44: 1219-27.
4) Lewis DJ, Schlichte MJ, Dao H Jr. Atypical disseminated herpes zoster: management guidelines in immunocompromised patients. Cutis. 2017; 100: 321-30.

〔土手　尚, 志賀　隆〕

18 耳鼻咽喉科・頭頸部外科の救急で使う薬

症例1 鼻出血

使用する薬剤
- アドレナリン液（ボスミン® 外用液0.1%）
- リドカイン塩酸塩液（キシロカイン® 液〔4%〕）

使用することのある薬剤
- トラネキサム酸注射液（トランサミン® 注5%, 10%）

単剤使用しない薬剤
- カルバゾクロムスルホン酸ナトリウム水和物注射液
  （アドナ® 注10mg, 25mg, 50mg, 100mg）

使用しない薬剤
- トラネキサム酸（トランサミン® 錠250mg/500mg, トランサミン® カプセル250mg, トランサミン® 散50%）
- カルバゾクロムスルホン酸ナトリウム水和物
  （アドナ® 錠10mg/30mg, アドナ® 散10%）

症例経過

62歳男性．両側鼻出血の訴えで止まらないと搬送．口内からの吐血もある状態だが，意思疎通は問題なく，血圧150/90mmHg，呼吸数16/分，脈拍90/分と

やや興奮状態であるがバイタルサインはそれほど問題ない．ワルファリン（ワーファリン®）などの抗凝固薬や抗血小板薬の内服もなく，その他特記すべき治療歴なし．薬剤アレルギーやアスピリン喘息既往なし．

この症例にどう対応する？

　鼻出血は，鼻腔内の細血管からの出血であり，約90％は鼻中隔前下方のKiesselbach部位から前方出血，残りの10％は蝶口蓋動脈や後篩骨動脈などからの後方出血とされる．

● 対応1

　まずは，冷静になる＆させる！　血まみれの患者は，本人も家族もややパニック状態でもある．医師はうわべだけでも冷静を装いつつ，患者を冷静にさせる言葉をかけつつ，左右の鼻翼を指でしっかりとつまんで圧迫させて，出血を飲み込ませないように頭を下に向けてもらう．鼻腔や口内に垂れ込んだ血液を受け止める用の容器（大きめの膿盆など）を下に準備しておく．その指示をしつつ，患者の衣類が血まみれになるのを防ぐためにディスポーザルの防水シーツでも大きめのごみ袋でも頭の部分に穴をあけて，首から入れてカバー．ゆとりがなければ，穴をあけずに歯医者のカバーのように首に巻くだけでもよい．

　ピットフォール［注！］　「上を向いて寝かせて，鼻根部を押さえて，後頸部をトントンと叩く」という意味不明な都市伝説はさせない．かえって出血するどころか，血液を飲み込み誤嚥したり，その飲み込んだ血液により悪心・大量の吐血を誘発し，大パニックになることにもなり，異常もないのに上部消化管内視鏡検査をしないと不安になる状態を導きかねない．また下を向かせて鼻翼部を圧迫しておくことにより，出血が前下方に集まるためこれらが凝固しやすくなり，一時的な止血効果の役割も担ってくれる．

　ピットフォール［裏技］　シンクロ用のノーズクリップが市販されているのでそれで鼻翼を押さえてもらうのも方法．

● 対応2

　処置をする医師も出血を浴びることが多いため，マスクや手袋，ゴーグルをしてガウンがあればガウンをし，なければ同様に防水シーツや大き目のごみ袋を穴を空けて，首から入れてカバーし，自分の身を感染のリスクも含め守る．

● 対応3

　さて，この間に必要な問診も済ませつつ，リスクを考慮＆回避し，患者や自分

も冷静になり，止血対応する準備を整える．ここまで来たら出血点を明らかにし処置を行うだけ．血餅となった出血が口内に溜まっている場合には，鼻翼の圧迫をしたまま，吸引管除去するか，患者にそっと排出を促してもらい，口内をクリアにする．ここまで10分．出血の勢いが止まってくれば，左右の鼻翼の圧迫をしていた指を離してもらい，血液を受ける容器（大きめの膿盆など）を顎下あたりの高さに両手でもってもらう．背中と後頭部がもたれるような背もたれの高い椅子か壁の前に座ってもらって処置にうつる．

ピットフォール 解剖を理解していないと止血処置はできない！ 図1 図2 に示す解剖を頭に入れて出血点を探す．やみくもに鼻腔内にガーゼやバルーンを

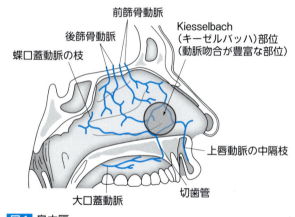

図1 鼻中隔

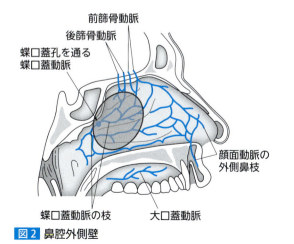

図2 鼻腔外側壁

入れるとその手技による外傷性出血をいくつも作り，本来の出血点がわからなくなる．

● 対応 4

吸引管があれば，鼻腔内の凝固した血液である血餅を吸引除去する．もし，吸引管がない環境の場合には，ティッシュなどで鼻をかんでもらい鼻腔内をクリアにする．

この鼻翼圧迫による用手圧迫法（ピンチング）で止血しきれない場合や止血しても再出血のために追加処置する場合には，縦 2.5cm×横 50〜100cm のガーゼを半分に折りたたんで 25〜50cm とし，アドレナリン外液（ボスミン® 外用液 0.1%）とリドカイン塩酸塩液（キシロカイン® 液「4%」）を 1：1 のハーフ＆ハーフに混合した液に浸して軽く絞り，圧迫止血効果・創部の鎮痛効果・鼻腔粘膜収縮効果の 3 つを目的に前鼻孔から総鼻道内に 1〜2 本ほど挿入する．両側であれば両側，片側であれば片側に．不明であれば両側．

ピットフォール［注！］ アドレナリン入りの局所麻酔用各種リドカイン注射液では，1mL 中に 0.01mg のみの含有であるため，アドレナリンの効果は浸潤では効果が得にくいと思われる．

ピットフォール［エキスパートの挿入のコツ］ ①鼻中隔彎曲が強い場合には，無理矢理挿入すると余計な出血を増やすだけになるため，鼻腔粘膜をアドレナリンで収縮させつつ，隙間に少しずつ入れ拡げていく．②挿入をむやみに繰り返すと出血点を増やすことになるので，挿入が難しい場合にはガーゼの尖端を攝子で保持し，下鼻道（鼻腔下方部位）から上〜中鼻道に向けて，押し上げるように隙間なく詰めていくとスムーズな圧迫ができやすいことが多い．③ガーゼは最初は中鼻道に挿入，次に上鼻道．最後に総鼻道に挿入することによりスムーズに効率的にパッキングしやすい．

● 対応 5

ガーゼを挿入した状態で 20〜30 分経過をみた時点で十分止血されており，再挿入手技に不安であればそのパッキング止血法で 1〜2 日圧迫したままとするか，ガーゼを抜去し，出血 点を明らかにしたうえでアルギン酸塩被覆材（ソーブサン®，カルトスタット®）や酸化セルロース（サージセル®，オキシセル®）を鼻中隔前下方の Kiesselbach 部位に挿入するか，後方出血であれば鼻科用スポンジ（メローセル®）を挿入する．

メローセル® はワセリンを表面に塗布して挿入すると入れやすい．ライノロケット® という鼻腔内止血タンポンのデバイスもあり，これを使うのも方法．

ピットフォール［参考］　スポンジタイプのタンポンは，8倍にまで膨らむため圧迫も強く，粘膜が痛みやすく，抜去時に再出血したり，乾燥し固まることにより抜去困難になることもあるのがデメリットでもある．

ピットフォール［裏技］　保険は通らないが，トラキサネム酸を浸したガーゼをパッキングすると止血効果が高かったという報告[1]もある．

●対応6

出血点が明らかになれば，2～3日パッキングしたままになることもあるので，薬液浸潤ガーゼでは抜去時には乾燥してしまい，抜去時に固着し，再出血を引き起こすことが多い．先ほどのガーゼを薬液でなくワセリンをべったりつけた軟膏ガーゼパッキングを出血点を中心に行うとよい．

●対応7

上記の手技で止まらない場合や鼻科用スポンジなどもない場合，やってみたが止らない場合，バルーンパッキング器具を用いる方法もある．鼻出血専用バルーン（後鼻孔用バルーン，エピスタットキット）がなければ，14Fr 導尿用バルーンカテーテルを使って行う．バルーンはキシロカイン® ゼリーを塗布してから挿入するとスムーズに挿入しやすい．

ピットフォール［補足］　エピスタットキットは，後方バルーンを白の注入口から 10mL 注入し膨らませて，軽く牽引，その後，緑の注入口からゆっくりと注入し，最大 30mL まで注入可能．

ピットフォール［補足］　14Fr 導尿用バルーンカテーテルのバルーンは規定の 5mL では不十分なので 8～10mL ほど入れるとよい．エピスタットキットと異なり，前方バルーンがないため，前方はワセリンガーゼを圧迫挿入し，パッキングを行う．

●対応8

長期鼻腔パッキングは，toxic shock syndrome（TSS：トキシックショック症候群）を起こすリスクになったり，副鼻腔自然孔閉鎖などの影響により，鼻副鼻腔炎となることもある．3日以上の留置は避ける．

また，頻回の出血や易出血の場合や止血困難の場合には，血液疾患や鼻腔内腫瘍性疾患，Osler 病（遺伝性出血性末梢血管拡張症）などの疾患が原因のこともあるのできちんと翌日以降に専門医に受診するように【説明処方箋：0円】も必ず処方する．

●対応9

これらでも止血困難の場合には，専門医をコールする．耳鼻咽喉科医のコール

18

耳鼻咽喉科・頭頸部外科の救急で使う薬

がスムーズにいく施設であれば，無理し過ぎずにコールすればよい．頑張り過ぎて状況を悪化させてしまうこともある．

この場合，鼻中隔前下方の Kiesselbach 部位からの血管性出血の勢いが強過ぎて容易に止血できずに耳鼻咽喉科医による鼻腔粘膜焼却術による止血処置が必要となったり，または，蝶口蓋動脈や後篩骨動脈などの動脈性後方出血により，部位的にも耳鼻咽喉科医による内視鏡下の止血処置でも難しく，放射線科医とともに経動脈的塞栓術が必要となることもある．

● 対応 10

止血できたと思っても，20 〜 30 分は本当に止血されているかを様子をみてから帰すようにする．

トピック

- トラネキサム酸注射液（トランサミン® 注 5％，10％）は，CRASH-2 試験という外傷性重症出血性患者に対する臨床試験でその早期投与の有用性が報告された[2]．初回負荷量 1g のトラネキサム酸を 10 分間で投与後，さらに 1g を 8 時間かけて持続点滴するとプラセボに比し，血管閉塞イベントの増加もなく，出血死のリスクを減少させることが証明されてはいる．
- カルバゾクロム注射液（アドナ®）の単剤止血効果についてのエビデンスは現時点でもない．アドナ® とプラセボの比較試験やランサミン® とトランサミン® ＋アドナ® の比較試験などの報告もない．
- ゆえにどうしても止血困難な場合には，入院管理のうえトランサミン® 静注の持続点滴をすることは選択肢にあげることはできるが，やはり，基本は出血点を明らかにした圧迫処置と自己止血作用を活かしつつ，血液を誤嚥させないように維持するかがポイントになる．それでも止血困難な場合には，専門医による焼却止血処置や経動脈的塞栓術が必要となる．

処方の原則

● **ボスミン® 外用液 0.1％，キシロカイン® 液「4％」**
- ボスミン® 外用液 0.1％ は止血目的だけでなく，鼻腔粘膜の腫脹を軽減し，出血点をみつけやすくするために，キシロカイン® 液「4％」は，出血点を見つける手技やその後の出血点への圧迫ガーゼを挿入する手技の痛みを軽減

し，しっかり圧迫する目的に混合した薬液を，挿入ガーゼに浸して使用する．

- 経口内服薬でトランサミン®＆アドナ®のセット処方をしても止血は期待できないと考えて，基本は，解剖を理解したうえでの出血点の確認とそのうえでの止血処置に尽きる．

Take Home Message

- 焦らない，慌てない．患者も自分も冷静にさせる．
- 頻度の高い，前方出血を想定し，一次止血を確実に行う．
- 解剖をきちんと理解したうえで理論的にパッキング処置を行う．やみくもにガーゼやバルーンを挿入し，出血点を増やさない！
- 無理し過ぎず，止血できないと判断した際には専門医をコールするか専門医のいる施設に搬送する．

参考文献

1) Zahed R, Mousavi Jazayeri MH, et al. Topical tranexamic acid compared with anterior nasal packing for treatment of epistaxis in patients taking antiplatelet drugs: randomized controlled trial. Acad Emerg Med. 2018; 25: 261-6.
2) Roberts I, Perel P, Prieto-Merino D, et al. Effect of tranexamic acid on mortality in patients with traumatic bleeding: prespecified analysis of data from randomised controlled trial. BMJ. 2012; 345: e5839.

症例 2　末梢性めまい

急性期にのみ使用することもある薬剤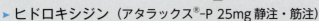
- ヒドロキシジン（アタラックス®-P 25mg 静注・筋注）
- ジアゼパム（セルシン® 5mg 静注・筋注）
- メトクロプラミド（プリンペラン® 10mg 静注）

使用しない薬剤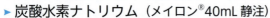
- 炭酸水素ナトリウム（メイロン® 40mL 静注）
- ATP（アデノシン三リン酸二ナトリウム水和物）
  （アデホス®，トリノシン® 経口・静注）
- カリジノゲナーゼ（カルナクリン®，カリクレイン® など経口）
- ジフェニドール塩酸塩（セファドール® 経口）

仕方なく使用するときもある薬剤
- ベタヒスチンメシル酸塩（メリスロン® 経口）

症例経過

　47歳女性．夜中のトイレに起きた際に，ぐるぐる回るようなめまいを突然自覚．じっとしていれば落ち着くが動くと誘発される．めまい以外の難聴，耳鳴，構音障害，複視，頭痛などは伴わない．嘔吐もひどく，救急車にて搬送．

この症例にどう対応する？

● 対応 1
　まず，めまいを見極める！ ベッドにて臥床の状態でめまいの出ない楽な体位とさせて，患者はパニック状態であることも多いので，まず落ち着かせる．

● 対応 2
　問診でめまい発症の状態，時間帯や，めまい発作の持続している時間などと，基礎疾患や内服歴などを穏やかに聞き出す．めまいやふらつきを起こす可能性の

ある薬剤を内服していないかもチェックポイント．「めまい」なのか「ふらつき」なのか「前失神」なのか，心筋梗塞などの疾患がないかも疑いつつ．

● 対応 3

Head impulse test（HIT），test of skew devitation，指鼻試験などをしつつも Frenzel 眼鏡を使用し nystagmus（眼振）を必ず見極める！

この症例では，head impulse test（HIT），test of skew devitation，指鼻試験，体幹失調の確認をするに中枢性めまい症は否定的．Frenzel 眼鏡により nystagmus（眼振）をみるために Dix–Hallpike 試験を行おうとするもめまい症状やそれに伴う悪心・嘔吐症状が強く，施行が困難．

● 対応 4

強いめまい症状に対して，アタラックス®–P 25mg or セルシン®5mg を静注・筋注．悪心症状に対して，プリンペラン®10mg をゆっくりと静注．プリンペラン®10mg には前庭抑制作用もあるとされる．

● 対応 5

上記薬剤と安静と言葉かけにて，精神的にもめまい症状的にも落ち着いたのを確認したうえで Dix–Hallpike 試験を施行．右下頭位で上向き（左向き），左下頭位で下向き（右向き）の方向交代性背地眼振が認められた．

● 対応 6

良性発作性頭位めまい（BPPV）で最も多い外側半規管型クプラ結石症の可能性が高いと判断し，Epley 法を実施．うまく耳石置換ができれば，1 回で 95％，2 回で 100％で治癒し得る．

 処方の原則

- めまいを診断するためと強いめまい症状とそれに伴う悪心・嘔吐症状を軽減するためにアタラックス®–P 25mg or セルシン®5mg 静注・筋注やプリンペラン®10mg をゆっくりと静注する．
- 日本でルーチンのように使われているメイロン®40mL 静注は，保険適応はあるがめまい症状に効果があるという十分なエビデンスはない薬剤なので使わない．
- ATP 製剤であるアデホス®，トリノシン® 経口・静注やカリジノゲナーゼであるカルナクリン®，カリクレイン® 経口もめまいに対する効果の質の高いエビデンス報告はない薬剤なので使わない．

- セファドール®は，めまいに対する効果のエビデンスは全くないので使わない．
- メリスロン®は，末梢性めまい・Ménière病に効果を示唆する報告[1]もあるが，Ménière病には効果がない[2]，エビデンスが不十分[3]とされる報告もあり，どうしてもめまい症状に対して，薬剤を希望する方には，急性期のみの期間のみ処方とし，弱いながらも抗ヒスタミン作用や抗コリン作用もあるので漫然と処方しない．

 ピットフォール

- 末梢性めまい症に効果のある質の高いエビデンスのある薬剤はない！
- めまい症状を見極めて，治療方針を根拠をもって立てる！

Take Home Message

- 患者の口頭問診のめまい症状が「めまい」なのか「ふらつき」なのか「前失神」なのかなどを見極めずに，補液の中に効果のないメイロン®40mL静注などのめまい症状に対する効果のエビデンスのない薬剤を「なんとなく点滴投与しない！」，めまいを「見極める！」．
- めまいの精査もせずに，安易に画像検査のみで中枢性を否定し，末梢性めまいやMénière病と診断し，アデホス®，トリノシン®，カルナクリン®，カリクレイン®，セファドール®などのめまいに対する効果の質の高いエビデンスのない経口薬を「お土産処方しない！」
- Ménière病に対しての効果のエビデンスが二転三転するメリスロン®も，クスリはリスクと考えて，漫然と処方しない．処方したとしても急性期のみに限る．
- 一度ひどいめまい症状を体験すると，ちょっとでもふらついた感じになるたびに患者の不安が強くなり，なんらかの薬を希望しがちになるので，初回の際に十分に説明する【説明処方箋：0円】を処方することも重要！

参考文献
1) Nauta JJ. Meta-analysis of clinical studies with betahistine in Ménière's disease and vestibular vertigo. Eur Arch Otorhinolaryngol. 2014; 271: 887-97.
2) Adrion C, Fischer CS, Wagner J, et al. Efficacy and safety of betahistine treatment in patients with Meniere's disease: primary results of a long term, multicentre, double blind, randomised, placebo controlled, dose defining trial (BEMED trial). BMJ. 2016; 352: h6816.
3) Strupp M, Brandt T. Current treatment of vestibular, ocular motor disorders and nystagmus. Ther Adv Neurol Disord. 2009; 2: 223-39.

症例3　小児急性中耳炎

使用する薬剤

- アセトアミノフェン坐剤
  （アンヒバ® 坐剤小児用 50/100/200mg，カロナール® 坐剤小児用 50/100/200mg，コカール® 坐剤小児用 50/100/200/400mg）
- アセトアミノフェン細粒（カロナール® 細粒50%）

使用することのある薬剤

- アモキシシリン水和物（ワイドシリン® 細粒20%）

基本的に使用しない薬剤

- クラブラン酸カリウム・アモキシシリン水和物
  （クラバモックス® 小児用配合ドライシロップ）
- フジトレン ピボキシル（メイアクトMS® 小児用顆粒10%）
- トスフロキサシントシル酸塩水和物（オゼックス® 細粒小児用15%）
- テビペネム ピボキシル（オラペネム® 小児用細粒10%）
- クラリスロマイシン（クラリシッド® ドライシロップ10%小児用）
- アジスロマイシン水和物（ジスロマック® 細粒小児用10%）

症例経過

1歳6カ月女児，水様性鼻汁は3日前からあり，咳も少しあったが様子をみていた．22時に38.5℃の発熱，水様性鼻汁，機嫌はそんなに悪くないが右耳痛の訴えあり，時間外救急外来受診．定期接種は問題なく接種済み．体重9.8kg．薬剤アレルギーなし，基礎疾患なし．

 ## この症例にどう対応する？

3日前からの急性鼻炎症状があり，急な発熱と受診時には落ち着いており，耳痛のみで全身所見は問題ない．局所所見である鼓膜の膨隆・発赤あるも拍動性耳漏もなく 図3 ，プレベナー13® などの定期接種もきちんと行っている．抗菌薬不要 wait & see phase と判断し，発熱や疼痛で機嫌の悪い時に頓用でアンヒバ® 坐剤100mg 1回1個使用とし，2回分処方のうえ，痛みが落ち着いたとしても翌日以降〜48時間ほどで専門医受診をすすめた．

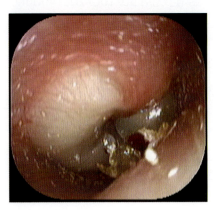

図3 受診時の鼓膜所見

 ## 処方の原則

拍動性耳漏や全身状態（耳痛，発熱，機嫌）と局所所見（鼓膜発赤・膨隆）の双方が伴うような中耳炎（抗菌薬処方 phase）でない限りは，抗菌薬は不要．解熱鎮痛薬として，アセトアミノフェンを10〜15mg/kgを発熱や耳痛が辛すぎる時に頓用での使用指示とする．中耳炎の疼痛は成人でも泣きたいぐらい痛いの

で，体重あたりの十分量を処方．

 ピットフォール

　イギリスでは，小児急性中耳炎は 3/4 以上が 1 週間で自然治癒し，抗菌薬を処方しても治癒が早まることはなかった[1]とされ，米国でも基本，急性中耳炎では拍動性耳漏や全身状態がひどくない限りは抗菌薬は不要[2-5]とされており，軽症～重症までの中耳炎をクリニックで診ている著者も局所鼓膜所見で腫脹・発赤があっても拍動性耳漏や全身状態が悪くなければ 48 時間は経過観察で抗菌薬は処方せずとも治癒に至る[6]と実感している．抗菌薬処方 phase であれば，1 回の内服量が少なくて済む力価が倍のワイドシリン® 細粒 20％で 60mg/kg で 1 日 3 回か 90mg/kg で 1 日 2 回で処方[6]とする．

Take Home Message

- 基本，小児急性中耳炎は，抗菌薬がなくとも自然治癒し得る．
- 拍動性耳漏や全身所見と鼓膜局所所見がともに悪い場合にのみ抗菌薬処方 phase となる．
- 初期治療で一番重要とするのは，肺炎球菌．
- プレベナー 13® の肺炎球菌を接種していれば，現時点では高度耐性肺炎球菌である可能性は考えなくともよく，抗菌薬処方 phase であれば力価が倍のワイドシリン® 細粒 20％で 60mg/kg で 1 日 3 回か 90mg/kg で 1 日 2 回で処方とする．
- βラクタマーゼ阻害薬：クラブラン酸（CVA）とアモキシシリン（AMPC）との合剤であるクラバモックス® 小児用配合シロップは，非常に広域なスペクトルをもつ抗菌薬であるため，日本では少ない BLPAR などの耐性菌を想定しない限りは，処方しない．
- 第 3 世代経口セフェムであるメイアクト MS® 小児用顆粒 10％は低カルニチン血症のリスクや耐性誘導のリスクもあるため，ワイドシリン® 細粒 20％で効果が期待できる限りは処方するメリットはない．
- キノロン系抗菌薬であるオゼックス® 細粒小児用 15％の効果は不明であり，ペニシリン系抗菌薬やセフェム系抗菌薬でアナフィラキシーなどの重篤

なアレルギーのある場合には，国内保険適応がない経口レボフロキサシン10mg/kg/日分1かST合剤（トリメトプリム）10mg/kg/日分2を考慮するか，点滴のセフトリアキソン50〜75mg/日を考慮する．高度耐性肺炎球菌やインフルエンザ菌でも考慮するが，初期対応では必要ない！

- カルバペネム系抗菌薬であるオラペネム®小児用細粒10%は，ESBLやCRE（カルバペネム耐性腸内細菌科細菌）などが問題となっている現在，ほとんどが自然治癒し，生命に関わるような感染症でない中耳炎にはデメリットが多いため，使用しない．

- マクロライド系抗菌薬であるクラリシッド®ドライシロップ10%小児用やジスロマック®細粒小児用10%は，耐性肺炎球菌が多く効果が期待できない．

- 急性中耳炎は，その後，滲出性中耳炎に移行することがあるので，痛みや発熱が落ち着いても必ず感染症に十分知識のある専門医に受診することをすすめるべし．専門医は外科的手技が必要と考えられる場合には耳鼻咽喉科医，そうでない場合には小児中耳炎の診断・治療の習熟している小児科医やプライマリケア医でもよい．

参考文献

1) Glasziou PP, Del Mar CB, Sanders AL, et al. Antibiotics for acute otitis media in children. Cochrane databese Syst Rev. 2004; (1): CD000219.
2) Damoiseaux RA, van Balen FA, Hoes AW, et al. Primary care based randomised, double blind trial of amoxicillin versus placebo for acute otitis media in children aged under 2 years. BMJ. 2000; 320: 350-4.
3) Rosenfeld RM, Kay D. Natural history of untreated otitis media. Laryngoscope. 2003; 113: 1645-57.
4) Jacobs J, Springer DA, Crothers D. Homeopathic treatment of acute otitis media in children: a preliminary randomized placebo-controlled trial. Pediatr Infect Dis J. 2001; 20: 177-83.
5) Venekamp RP, Sanders S, Glasziou PP, et al. Antibiotics for acute otitis media in children. Cochrane Databese Syst Rev. 2013 Jan 31; (1); CD000219.
6) 永田理希. Phaseで見極める！　小児と成人の上気道感染症. 東京: 日本医事新報社; 2017. p.139-65.

〔永田理希〕

19 泌尿器科の救急で使う薬

症例 1　尿管結石発作

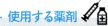

- 使用する薬剤
  - ▶ ジクロフェナク（ボルタレン®坐剤 12.5mg/25mg/50mg）

症例経過

24歳男性．夜中3：30に左腰背部痛で目覚めた．冷や汗と嘔気がある．痛みのためじっとしていられない．血圧152/80mmHg，脈拍112/分，体温36.1℃，呼吸数18/分．腹部は平坦・軟で圧痛なし．左肋骨脊柱角（CVA）に叩打痛を認める．

この症例にどう対応する？

若年男性において未明に急性発症した片側腰背部痛であり，尿管結石発作を第一に考える．痛みでじっとしていられないことから，筋骨格系疾患の可能性は低い．鑑別疾患としては急性膵炎や，右腰背部であれば十二指腸潰瘍穿孔や胆道仙痛の可能性も考えるが，腹部所見に乏しく，CVA叩打痛があることは尿管結石の可能性を高くする．

尿管結石発作と誤診されうる重篤な疾患に腹部大動脈瘤破裂がある．そのため50歳以上で初発の尿管結石発作の診断には慎重となるべきである．尿管結石の診断において簡便な検査には腹部超音波検査があり，水腎症や尿管結石の描出の有無に併せて腹部大動脈瘤の有無の記載を残すべきである．超音波検査でも診断に疑義がある場合は腹部単純CTを施行する．CT検査はさまざまな疾患の鑑別

に有用であるが，典型例（若年者の再発性尿管結石）に対しては必須ではない．
　尿路敗血症を合併，急性腎障害，無尿，コントロールできない痛みでは緊急で泌尿器科コンサルトが必要である．

 ## 処方の原則

- **ボルタレン® 坐剤 50mg**
  - 尿管結石発作が疑われればNSAIDsによる除痛を行う．
  - どのNSAIDsを用いるかに大差はないが，嘔気があっても使用可能で，効果発現が速く，強い鎮痛効果が期待できるジクロフェナク坐剤（ボルタレン®坐剤）を代表的薬剤として掲げた．若年者であれば高用量（50mg）を用いる方がよい．
  - NSAIDsが無効であったり禁忌であればオピオイド鎮痛薬を用いる．
  - 脱水がない限り補液の有用性は乏しい．
  - 5mm＜結石径≦10mmならば排石を促すためにα拮抗薬の投与を検討してもよいが，保険適用外であり救急で処方する薬剤とはいいがたい．

 ## ピットフォール

- 腹部大動脈瘤破裂でも血尿や水腎を認めることがある．高齢・男性・喫煙者では腹部大動脈瘤破裂を除外するまでは尿管結石発作という診断をしてはならない．
- 結石性腎盂腎炎は急速に状態が悪くなる．発熱や寒気を見落としてはならない．尿検査は尿管結石の存在診断ではなく，尿路感染合併の判断にこそ意義がある．
- 来院時に腎機能障害がなくても片腎患者や対側に腎萎縮や水腎を認める場合は急性腎障害のリスクが高いため，泌尿器科コンサルトを行う方がよい．

Take Home Message

- 尿管結石症の診断の前に腹部大動脈瘤破裂を除外する．
- 尿路敗血症や急性腎障害があれば緊急で泌尿器科コンサルトが必要である．

参考文献

1) Holdgate A, Pollock T. Systematic review of the relative efficacy of non-steroidal anti-inflammatory drugs and opioids in the treatment of acute renal colic. BMJ. 2004; 328: 1401.
2) Hollingsworth JM, Canales BK, Rogers MA, et al. Alpha blockers for treatment of ureteric stones: systematic review and meta-analysis. BMJ. 2016; 355: i6112.
3) Springhart WP, Marguet CG, Sur RL, et al. Forced versus minimal intravenous hydration in the management of acute renal colic: a randomized trial. J Endourol. 2006; 20: 713-6.

症例2　尿路敗血症

使用する薬剤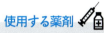

- セフトリアキソン（ロセフィン®0.5g/1g）

症例経過

83歳男性．2日前からの39℃の発熱，悪寒戦慄，意識障害で受診した．血圧86/48mmHg，脈拍116/分，体温38.1℃，呼吸数24/分，SpO_2 97%（室内気）．項部硬直なし．胸腹部に特記すべき所見なし．右CVA叩打痛あり．膿尿・細菌尿を認める．

この症例にどう対応する？

発熱があり感染症を疑う．血圧が低く意識障害を呈するような敗血症では迅速な対応が必要であり，十分な補液と必要に応じてノルアドレナリンやバゾプレシンのような昇圧薬，ステロイドの全身投与を行う．

同時に感染源を検索する．この症例ではCVA叩打痛から腎盂腎炎を疑うが，高齢者において菌血症を起こす原因で最も多いのが尿路感染症である．血液培養や尿培養を提出したうえで経験的な抗菌薬投与の開始を迅速に行うべきである．

尿路結石の既往，アルカリ性尿（尿pH ≧ 7.0），腎機能障害は複雑性尿路感染の可能性を高くするため，これらがあれば画像検査を追加する．

処方の原則

●抗菌薬選択

冒頭ではセフトリアキソンを代表的薬剤として紹介したが，実際には①尿のグラム染色，②患者背景（抗菌薬使用歴や免疫抑制状態など）や過去の培養結果，③その施設もしくは地域のアンチバイオグラム，により抗菌薬を選択する 表1．例えばニューキノロンは近年腸内細菌群の耐性化が進んでいるため，筆者の施設で入院加療に用いることはほとんどない．一方，第1世代セフェムで治療を完遂することは頻繁にある．

表1 抗菌薬選択の例

推定される菌	抗菌薬選択例
グラム染色で腸内細菌推定	セフトリアキソン
過去にESBL産生菌の検出歴あり	カルバペネム，セフメタゾール
グラム染色で緑膿菌推定	セフタジジム
グラム染色でグラム陽性連鎖球菌	ビクシリン

ピットフォール

- 右背部自発痛を伴う腎盂腎炎を治療したが3日間経過しても解熱しない．腹部CTにて腎周囲膿瘍がみつかる．自発痛を伴う場合，治療開始72時間で抗菌薬に反応しない場合，CVA叩打痛が消失しない場合は複雑性尿路感染症を疑って画像評価を行うべきである．尿路敗血症で重篤な場合は初診時に画像検査をしておく方がよい．
- 高齢者において尿路感染症による頻尿やADL低下による尿失禁と考えていたら，尿閉が存在しており溢流性尿失禁であった．高齢者では尿路感染の素因として尿閉はコモンである．
- CVA叩打痛がないが腎盂腎炎としてセフェム系抗菌薬で治療したが，再燃．前立腺に圧痛があり前立腺炎であった．前立腺炎に対しては前立腺移行性のよいニューキノロンやST合剤の投与が好まれる．
- 経験的治療としてMEPMで治療したが解熱せず，尿検体から腸球菌（E.

faecalis) が検出された．検査室では初日にグラム染色から腸球菌が疑われていた．

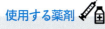

Take Home Message

- 腎盂腎炎と診断したら複雑性の可能性を考えるべきである．重症例や難治性，再発性，自発痛がある場合はなおのことである．
- 起因菌推定にはグラム染色が威力を発揮する．

参考文献

1) Lee CC, Chen SY, Chang IJ, et al. Comparison of clinical manifestations and outcome of community-acquired bloodstream infections among the oldest old, elderly, and adult patients. Medicine (Baltimore). 2007; 86: 138-44.
2) van Nieuwkoop C, Hoppe BP, Bonten TN, et al. Predicting the need for radiologic imaging in adults with febrile urinary tract infection. Clin Infect Dis. 2010; 51: 1266-72.
3) Wiwanitkit V, Udomsantisuk N, Boonchalermvichian C. Diagnostic value and cost utility analysis for urine Gram stain and urine microscopic examination as screening tests for urinary tract infection. Urol Res. 2005; 33: 220-2.

症例3　尿閉

使用する薬剤

▶ なし（尿道バルーン留置や導尿による尿閉解除が治療）

使用することのある薬剤

▶ シロドシン（ユリーフ®錠 2mg/4mg）

症例経過

71歳男性．昨晩から尿意はあるが排尿できないため朝方に受診した．

この症例にどう対応する？

　症状を伴う尿閉や腎後性腎不全をきたしている尿閉では導尿や尿道バルーン留置により尿閉を解除する必要がある．超音波検査で水腎症があれば尿道バルーン留置が必要で，腎後性腎不全に至っている可能性が高いため血液検査を確認する必要がある．

　尿閉の原因は主なものに前立腺肥大による下部尿路閉塞性障害と神経因性膀胱による膀胱収縮障害がある．前者はα遮断薬，後者はα遮断薬やコリン作動薬が治療に使われる．いずれにしてもα遮断薬は効果が期待できる．コリン作動薬にはジスチグミン臭化物（ウブレチド®）とベタネコール（ベサコリン®）があり，前者の方が効果は強いがコリン作動性クリーゼのリスクがあり使いにくい．前立腺肥大症ではα遮断薬の代わりにPDE5阻害薬であるタダラフィル（ザルティア®）を用いることも可能であるが，高価であるうえに心血管系疾患の既往がある場合や腎障害では使用できないことがあり，救急で処方しやすい薬剤ではない．また5α還元酵素阻害薬であるデュタステリド（アボルブ®）も有用な薬剤であるが，効果を認めるまでに3カ月ほど時間がかかるため，やはり救急外来で積極的に使用する薬剤ではない．

対応の原則

- 尿道バルーンを留置するのが原則である．
- 一過性であることが期待される場合などには間欠的導尿で対応することも可能である．
- 導尿や尿道バルーンの留置が手技的に困難な場合は恥骨上膀胱穿刺を行う．

処方の原則

● **シロドシン（ユリーフ®錠 4mg 2錠 分2）**
- 尿閉の原因が一過性ではない場合は，尿道バルーン抜去に備えて投薬を開始することが多い．α受容体の中でも$α_{1A}$は排尿機能に最も大きな影響があり，$α_{1A}$に選択性が高いユリーフ®を投与する　表2．

表2 排尿障害に対するα遮断薬の使い分け

α₁選択性	一般名	商品名	
α_{1A}	シロドシン	ユリーフ®	排尿機能改善に優れるが,射精障害は多い
$\alpha_{1A} < \alpha_{1D}$	タムスロシン	ハルナール®	1日1回でよい
非選択性(α_{1B}にも作用)	ウラピジル	エブランチル®	神経因性膀胱としても保険適応のあるα遮断薬で女性にも使用可能だが,起立性低血圧が多い
$\alpha_{1D} > \alpha_{1A}$	ナフトピジル	フリバス®	排尿機能改善よりも自覚症状改善に優れる

ピットフォール

- 尿閉の原因となる抗コリン薬(感冒薬など)の使用や飲酒があれば,適切な薬剤調節や生活指導を行わないと尿閉を繰り返す.
- 高度の腎後性腎不全がある場合,尿閉を解除した後に利尿がつき脱水や電解質異常をきたすことがある.
- 尿閉を伴う尿路感染では抗菌薬を投与しても尿閉を解除しなければ,難治性となったり再発を繰り返すことがある.また尿閉の原因が前立腺炎である可能性も考えるべきである.
- 腰椎ヘルニアで通院中の患者が尿閉で受診した.尿道バルーン留置で帰宅したが膀胱直腸障害が進行し,馬尾症候群と診断された.緊急手術が行われたが膀胱機能が回復することはなかった.

Take Home Message

- 尿閉を疑ったら水腎症を確認し,水腎症があれば腎後性腎不全を疑い採血を追加する.
- 腰痛や下肢神経障害を伴う場合は整形外科的エマージェンシーである馬尾症候群を疑う.

参考文献

1) Sato S, Hatanaka T, Yuyama H, et al. Tamsulosin potently and selectively antagonizes human recombinant α(1A/1D)-adrenoceptors: slow dissociation from the α(1A)-adrenoceptor may account for selectivity for α(1A)-adrenoceptor over α(1B)-adrenoceptor subtype. Biol Pharm Bull. 2012; 35: 72-7.
2) Araki T, Monden K, Araki M. Comparison of 7α(1)-adrenoceptor antagonists in patients with lower urinary tract symptoms associated with benign prostatic hyperplasia:a short-term crossover study. Acta Med Okayama. 2013; 67: 245-51.
3) Hamdi A, Hajage D, Van Glabeke E, et al. Severe post-renal acute kidney injury, post-obstructive diuresis and renal recovery. BJU Int. 2012; 110 (11 Pt C): E1027-34.
4) Sun JC, Xu T, Chen KF, et al. Assessment of cauda equina syndrome progression pattern to improve diagnosis. Spine (Phila Pa 1976). 2014; 39: 596-602.

症例4　肉眼的血尿

使用する薬剤
- 血尿の原因疾患に応じて薬剤は使用するが，必須の投薬はない

使用することのある薬剤
- トラネキサム酸（トランサミン®錠 250mg/500mg，トランサミン®カプセル 250mg，トランサミン®散 50%）

 症例経過

70歳男性．本日よりの肉眼的血尿．発熱や頻尿，残尿感，排尿時痛はない．

 この症例にどう対応する？

　血尿の原因は糸球体腎炎，感染症（膀胱炎），尿路結石，悪性腫瘍の4つが多い．若年者ではIgA腎症などの糸球体腎炎が多く，感冒症状に遅れて血尿を認めるのが典型的である．膀胱炎では頻尿，残尿感，排尿時痛を認めることが多いが，特に高齢者では認めないこともある．尿路結石は疼痛を伴うことが多い．中

年以降で発症した場合，悪性腫瘍を除外することが肝要であり，自然軽快したとしても悪性腫瘍を否定してはならない．

救急では原因検索のため尿検査や尿培養，腹部超音波検査を行う．

処方の原則

- 肉眼的血尿は原因疾患に対する治療を行う．もっとも効果的な薬剤がある疾患は膀胱炎であり，細菌尿が少しでもあれば膀胱炎として初期対応しておくのが無難である．
- 対症療法として高度の肉眼的血尿であればトラネキサム酸（500mg，1日3回）の投与を検討してもよいが，凝血塊を形成し水腎症や膀胱タンポナーデを惹起する可能性も指摘されているため安易な投与は控えた方がよい．

ピットフォール

- 着色尿を血尿と見誤ることがある．尿潜血が陰性ならば着色尿である．ミオグロビン尿やヘモグロビン尿は尿潜血が陽性となるが，尿沈渣で赤血球は認めない．血清が着色していればヘモグロビン尿，CPKが高ければミオグロビン尿を疑う．
- 抗凝固療法中の肉眼的血尿で自然軽快したため経過をみたが1年後に膀胱癌が判明．抗凝固療法中の肉眼的血尿でも悪性腫瘍の可能性は考えねばならない．
- 凝血塊で尿閉となり膀胱タンポナーデとなることがある．そのような場合は尿道バルーン留置のみならず膀胱灌流などが必要となることが多い．
- 急性尿閉解除後に過伸展していた膀胱壁が弛緩し膀胱壁から出血することがある．

Take Home Message

- 肉眼的血尿と診断する前に着色尿を除外する．
- 血尿の原因には糸球体腎炎，尿路感染，尿路結石，悪性腫瘍が多い．
- 凝血塊による尿閉や水腎症に注意する．

参考文献

1) Towards evidence based emergency medicine: best BETs from the Manchester Royal Infirmary. BET 1: tranexamic acid in life-threatening haematuria. Emerg Med J. 2015; 32: 168-9.
2) Moharamzadeh P, Ojaghihaghighi S, Amjadi M, et al. Effect of tranexamic acid on gross hematuria: A pilot randomized clinical trial study. Am J Emerg Med. 2017; 35: 1922-5.
3) Ripley TL, Havrda DE, Blevins S, et al. Early evaluation of hematuria in a patient receiving anticoagulant therapy and detection of malignancy. Pharmacotherapy. 2004; 24: 1638-40.

症例5　急性陰嚢症

使用する薬剤
- 特になし

使用することのある薬剤
- セフトリアキソン（ロセフィン®0.5g/1g）
- ドキシサイクリン（ビブラマイシン®錠 50mg/100mg）

 症例経過

24歳男性．夜中に左精巣が痛くなり起きた．嘔気を伴う．左精巣が高位横位で，左の精巣挙筋反射は消失している．

 この症例にどう対応する？

急性陰嚢症（急性精巣痛）は精索捻転，精巣上体炎，精巣垂捻転が3大原因である．精索捻転は新生児と思春期に発症のピークがある．精巣上体炎はいかなる年齢でも発症することがあり，成人では最も多い精巣痛の原因である．精巣垂捻転は小児に多く成人ではまれである．

精索捻転は急な激しい疼痛で発症し嘔吐を伴うことがよくある．精巣の位置異

常があれば精索捻転と考えるが，精巣挙筋反射があれば精索捻転の可能性は低くなる．精巣上体炎は発症が緩徐で尿路感染のリスクを有する場合は可能性が高い．上記症例は若年男性の精巣の位置異常と精巣挙筋反射消失を伴う急性精巣痛であり精索捻転を強く疑う．

診断には超音波検査が有用で精巣の血流低下があれば精索捻転を，精巣上体の血流増加があれば精巣上体炎を考える．

 対応の原則

精索捻転は発症後 8 時間以内に整復しなければ精巣壊死・不妊の合併症リスクが高くなるため，緊急で専門医に紹介する．泌尿器科医診察までは冷却することが有用かもしれない．

 処方の原則

- 精索捻転に有効な投薬はない．
- 精巣上体炎は 35 歳未満ではクラミジアや淋菌感染を，35 歳以上では加えて腸内細菌群の感染を考え抗菌薬投与を行う．例として 35 歳未満の場合はセフトリアキソン 1g 静注とドキシサイクリン 100mg 1 日 2 回を 10 日間処方する．

 ピットフォール

- 精索捻転をはじめとして急性陰嚢症をきたす疾患はすべて（陰嚢自発痛を伴わない）下腹部痛として発症することがある．原因不明の急性腹症では陰嚢の診察も省いてはならない．
- 精索捻転は思春期に多いが，2 割は成人発症とされる．
- プレーン徴候（精巣を挙上し疼痛が軽減すれば精巣上体炎とするもの）は信頼性が低い．
- 精巣上体炎は一般腸内細菌群による感染もあれば，まれに激しい運動による尿逆流やアミオダロンなどが原因となるため性行為感染症と決めつけてはならない．

Take Home Message

- 急性陰囊症では精索捻転を除外することが大切.
- 精索捻転は激烈な発症, 精巣挙筋反射消失, 精巣の位置異常, 超音波における精巣血流低下で疑い, 泌尿器科に緊急コンサルトする.

参考文献

1) Sharp VJ, Kieran K, Arlen AM. Testicular torsion: diagnosis, evaluation, and management. Am Fam Physician. 2013; 88: 835-40.
2) Liang T, Metcalfe P, Sevcik W, et al. Retrospective review of diagnosis and treatment in children presenting to the pediatric department with acute scrotum. AJR Am J Roentgenol. 2013; 200: W444-9.
3) Sawyer EK, Anderson JR. Acute epididymitis: a work-related injury? J Natl Med Assoc. 1996; 88: 385-7.
4) Asgari SA, Mokhtari G, Falahatkar S, et al. Diagnostic accuracy of C-reactive protein and erythrocyte sedimentation rate in patients with acute scrotum. Urol J. 2006; 3: 104-8.

〔上田剛士〕

20 産科の救急で使う薬

症例1　子癇

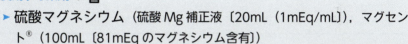

使用する薬剤
- 硫酸マグネシウム（硫酸 Mg 補正液〔20mL（1mEq/mL）〕，マグセント®（100mL〔81mEq のマグネシウム含有〕）
- ニカルジピン（ペルジピン®注射液 10mg）

症例経過

　34歳，1妊0産．妊娠39週0日に陣痛発来．妊娠経過中は血圧が正常であったが，分娩経過中に急激に血圧が上昇し182/124mmHgとなった直後に，5分間の強直間代性痙攣が出現した．JCS II-20．硫酸マグネシウムを静注し，高次医療機関に搬送された．来院時，傾眠傾向あり，血圧162/98mmHg，SpO₂ 97%（酸素10L投与下）であった．

この症例にどう対応する？

　妊婦が痙攣を発症した場合は，まずてんかんや脳血管障害との鑑別が必要となる．てんかんは3歳未満で診断されることが多く，てんかんの治療薬は胎児への影響（二分脊椎を含む髄膜脊髄瘤，心室中隔欠損，口唇口蓋裂など）があることから，てんかんを有する女性は妊娠前から管理されていることが多い．したがって，搬送時に診療録の既往歴や家族への問診を励行することでほぼ鑑別可能である．一方，脳血管障害は母体死亡の原因の1つで，迅速かつ確実に鑑別することが重要であり，痙攣と血圧のコントロールを行った上で，ただちに頭部CTを

表1 子癇の管理法（日本妊娠高血圧学会，編．妊娠高血圧症候群の診療指針 2015．東京：メジカルビュー社；2015．p.139-42[2])）

> 1. 痙攣発作出現時には下記の処置を行う．
>   ①血圧測定．
>   ②痙攣を抑制するための薬剤を投与する．
>   ③気道を確保して酸素投与する．
>   ④分娩前の場合，胎児心拍モニタリングを行う．
>   ⑤まずは子癇とみなして治療を開始する．
>   ⑥脳卒中，てんかん，低血糖発作，過呼吸発作，脳腫瘍，解離性障害などの鑑別を行う．
>   ⑦意識障害持続，強度頭痛，頻回嘔吐，眼球位置異常，瞳孔異常，顔面麻痺，上下肢麻痺，言語障害などの症状を認めた場合は脳卒中を疑う．
>   ⑧脳卒中が疑われた場合，可能な状況であれば頭部画像検査（CT あるいは MRI）により脳卒中との鑑別を行う．
>   ⑨子癇と診断され，重症高血圧（160/110mmHg 以上）を反復して認める場合，降圧薬による降圧を行う．
>   ⑩痙攣再発予防目的で硫酸マグネシウムの持続静注を開始する．
> 2. 脳卒中が疑われる場合，脳神経外科などとの共同管理を考慮する．
> 3. 母体の状態安定後は胎児 well-being に留意し，児の早期娩出を図る．
> 4. 胎児徐脈が遷延あるいは反復する場合は，常位胎盤早期剝離の合併も考慮する．

行う．CT で脳血管障害が否定されれば，ほぼ子癇と考えてよい．子癇の診断にはMRI が有用である．子癇の病態は，脳血流自動調節能の破綻を伴う高血圧性脳症様痙攣発作[1]と考えられる．脳血流量の恒常性を維持する脳血流自動調節能は神経分布に影響されるため，特に神経分布の乏しい椎骨脳底動脈系と後頭葉動脈系の支配を受ける後頭葉では血圧上昇により自動調節機序の破綻が起こりやすく，脳浮腫が起こりやすい．この脳浮腫を MRI（T2 強調画像や FLAIR 法）で確認できる．

発作の重責が母児の予後に重大な影響を与えるので，厳格な痙攣の抑制と血圧のコントロールが重要である 表1．抗痙攣薬としては硫酸マグネシウム，降圧薬としてはカルシウム拮抗薬の点滴静注が推奨される．

 処方の原則

- **硫酸マグネシウム**
  - 初回投与量は，MgSO₄ 4g（マグセント®注シリンジ 40mL またはマグネゾール®20mL 2 アンプル）を 20 分以上かけて緩徐に静注する．
  - 維持投与量は，初回投与に引き続き，1g/時の速度で持続静注を開始し，症状に応じて 0.5g/時ずつ増量し，最大投与量を 2g/時とする．

- 本薬剤は初回量投与の場合を除いて，持続注入ポンプを用いて投与する．
- マグネシウムの血中濃度として 4 〜 7mEq/L（4.8 〜 8.4mg/dL）を維持する．
- 硫酸マグネシウム投与中の妊産褥婦に対しては，定期的に血中 Mg^{2+} 濃度を測定するとともに，呼吸困難麻痺，呼吸停止，不整脈（房室ブロック，伝導障害）などの臨床症状の出現に注意することが肝要である．
- 副作用防止のチェックポイントは，①呼吸数 16/分以上，②尿量 25mL/時以上，③腱反射存在で，①〜③を確認しつつ投与することが重要である．初回投与時の最初の 2 時間は約 10 分間隔で確認する．マグネシウム中毒の際には，グルコン酸カルシウム 1g をゆっくり静注するが，呼吸抑制が重篤な場合には，気管挿管や人工呼吸管理が必要な場合もある．

● **ニカルジピン**
- 妊娠中の高血圧に対する降圧治療の特殊性を一言でいえば『胎児の存在』である．胎児が存在するために，降圧薬の選択や降圧レベルに制限が加えられる．これが，内科領域の降圧治療と根本的に違う点である．
- 降圧目標は，平均動脈圧を 15％程度低下させる[3] あるいは重症域の高血圧レベルを重症域から脱するレベルまで下げる[4] ことが妥当と考えられる．

ピットフォール

● **硫酸マグネシウム**
- 子癇に対する有効血中濃度は 4.8 〜 8.4mg/dL で，それ以上では中毒域となる．8.4 〜 12mg/dL では膝蓋腱反射の消失，12 〜 14.4mg/dL 以上では呼吸抑制，14.4mg/dL 以上では，呼吸困難麻痺，呼吸停止，不整脈が起こる．血中 Mg^{2+} 濃度による副作用の発現には個人差があり，中毒域に入っても臨床症状が出ないこともあれば，逆に正常域でも上記臨床症状が出る場合があることに留意する．

● **ニカルジピン**
- 重症高血圧では母体においては脳血管障害や子癇の危険がきわめて高い一方，胎児においては末梢血管抵抗の上昇による胎児胎盤循環不全が存在し，代償的に血圧を上昇させることにより，辛うじて胎盤循環が保たれている．このような場合に急激かつ過度な降圧は医原性の胎児胎盤循環不全をきたし，胎児はきわめて危険な状態となる．妊娠中の高血圧の降圧治療は，このようなジレンマの中で行われるため，至適降圧レベルの幅は狭い．

Take Home Message

- 子癇の重積発作を予防するためには，Mg の血中濃度を有効域まで急速に上昇させる必要がある．
- その一方で，中毒域に入ると致死的な副作用を発症するので，経時的に Mg の血中濃度を測定する．併せて，副作用を発症する血中濃度には個人差があることを認識しておく．
- 妊娠中の降圧療法は，母体にとっては有益であるが胎児にとってはむしろ有害である．母児双方の risk & benefit を総合的に考慮して，降圧療法を行うことが重要である．
- 降圧療法を行う場合，胎児心拍モニタリングを併せて行うとよい．

参考文献

1) Hinchey J, Chaves C, Appignani B, et al. A reversible posterior leuko-encephalopathy syndrome. N Engl J Med. 1996; 334: 494-500.
2) 日本妊娠高血圧学会，編．妊娠高血圧症候群の診療指針 2015．東京: メジカルビュー社; 2015．p.139-42.
3) Seki H, Takeda S, Kinoshita K. Long-term treatment with nicardipine for severe pre-eclampsia. Int J Gynaecol Obstet. 2002; 76: 135-41.
4) 日本妊娠高血圧学会，編．高血圧薬物療法．In: 妊娠高血圧症候群（PIH）管理ガイドライン．東京: メジカルビュー社; 2009．p.80-100.

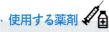 **症例2　産科危機的出血**

> 使用する薬剤
> ▶ フィブリノゲン（フィブリノゲンHT静注用1g「JB」）

 症例経過

　30歳，2妊1産．妊娠39週3日に陣発して正常分娩となる．分娩後2時間して助産師より出血量多いと報告あり．その時点で，出血量884mL，血圧104/63mmHg，脈拍92/分．血算を至急で行う．弛緩出血の診断で子宮収縮薬を筋注するが，収縮やや不良．分娩2時間30分後，出血量1504mL，血圧90/54mmHg，脈拍97/分．血算の結果はHb 7.4g/dL，血小板17.6万/μL．ショックインデックス（SI）が30分間で0.88から1.08に増加し，出血のコントロールもできていないため，双手圧迫をしながら高次医療機関に緊急搬送となった．来院時の血圧88/52mmHg，脈拍110/分で，皮膚は冷汗あり，脈は弱かった．出血量は2442mLで性器出血は続いていた．

 この症例にどう対応する？

　来院時のSIは1.25とさらに上昇し，止血もできていないことから，産科危機的出血による出血性ショック，大量出血による凝固因子枯渇のための2次性弛緩出血を併発している可能性が考えられ，安全に止血処置を行うため，凝固因子の補充（フィブリノゲン製剤6g）と輸血（異型適合血RBC：O型，FFP：AB型を6単位）の準備をし，凝固系を含む血液検査を行う．血中フィブリノゲン値は緊急測定キット（ドライヘマト®fib）で測定すると2〜3分で結果が得られる．10分後に，Hb 5.4g/dL，血小板12.2万/μL，血中フィブリノゲン値86mg/dLなどの結果が出たため，ただちに輸血を開始するとともにフィブリノゲン製剤6gを点滴静注した．同時に子宮収縮薬を点滴静注しつつ，Bakri®バルーンで子宮内を圧迫した．30分後の血液検査結果は，Hb 7.6g/dL，血小板9.7万/μL，血中フィブリノゲン値251mg/dLと改善し，子宮収縮も良好となり性器出血は減少した．

処方の原則

- フィブリノゲン製剤は産科危機的出血に対しては適応外処方となることを認識しなければならない．したがって，使用に際してはインフォームドコンセントが必要となる（事後でも可）．
- 止血に必要なフィブリノゲンの最少量は正常濃度の 40 〜 50％であるのに対し，フィブリノゲン以外の凝固因子の止血可能な最少必要量は正常濃度の 20 〜 25％であるため[1] 産科危機的出血が発症した場合では，まず初めに血中フィブリノゲン濃度の低下による凝固障害を発症する．
- 血中フィブリノゲン濃度が 200mg/dL 以下になると，フィブリノゲンの消費の結果生じた FDP により子宮平滑筋が十分収縮できなくなり，2 次的な弛緩出血の原因となる[2]．
- 通常，産科危機的出血における適正な RCC と FFP の輸血量の比は 1：1.3 〜 1.4 である[3]．
- 血中フィブリノゲン値を効率よく上昇させるためにはフィブリノゲン製剤が有用である．フィブリノゲンが枯渇している症例に対して FFP でフィブリノゲンを補充しようとすると，大量かつ急速な FFP 輸血が必要で，volume expansion を起こして肺水腫をしばしば発症する[4]．

ピットフォール

- 産科危機的出血に対し，凝固因子を補充せず RBC あるいは輸液のみを行うと，凝固因子の血中濃度がさらに低下し，2 次的な凝固障害を起こす．常に，凝固因子の評価を行って対応することが重要である．
- 産科危機的出血を診断するうえで留意すべきことは，出血量の計測値の誤差が大きいことである．通常，出血量は血液のしみ込んだガーゼの重量を測定して，出血量を推量しているため，正確な評価はきわめて難しく，過少評価されやすい．また，止血されていない場合，出血量の報告がなされた時にはタイムラグのため，実際の出血はさらに多いと考えられる．
- 出血量の測定値は 30％程度少なめに評価される場合が多いと報告[5] されている．

Take Home Message

- 産科危機的出血に対しては，常に凝固因子を念頭に置いて対応する．
- 出血量の正確な評価は困難で，30％程度少なめに評価される場合が多い．したがって，止血されていない場合は早めの対応が望まれる．
- 出血量の推測にはSIが有用である．SI：1は1500mL，SI：1.5は2500mLの出血と推測できる．

参考文献

1) Hiippala ST, Myllylä GJ, Jahtera EM. Hemostatic factors and replacement of major blood loss with plasma-poor red cell concentrates. Anesth Analg. 1995; 81: 360-5.
2) Sher G. Pathogenesis and management of uterine inertia complicating abruptio placentae with consumption coagulopathy. Am J Obstet Gynecol. 1977; 129: 164-70.
3) Matsunaga S, Seki H, Ono Y, et al. A retrospective analysis of transfusion management for obstetric hemorrhage in a Japanese obstetric center. ISRN Obstet Gynecol. 2012; 2012: 854064.
4) Matsunaga S, Takai Y, Nakamura E, et al. The clinical efficacy of fibrinogen concentrate in massive obstetric haemorrhage with hypofibrinogenaemia. Sci Rep. 2017; 7: 46749.
5) Patel A, Goudar SS, Geller SE, et al. Drape estimation vs. visual assessment for estimating postpartum hemorrhage. Int J Gynaecol Obstet. 2006; 93: 220-4.

〔関　博之〕

21 婦人科の救急で使う薬

症例 1　月経痛（月経困難症）

使用する薬剤
- ジクロフェナクナトリウム坐薬 50mg（ボルタレン® サポ 50mg）
- インドメタシンナトリウム坐薬 25mg, 50mg
  （インドメタシン® 坐薬 25mg, 50mg）

症例経過

　25歳女性の急性腹症患者が搬送された．意識は清明で，下腹部痛と軽度の嘔気・嘔吐と下痢を訴えていた．血圧 135/85mmHg，脈拍 85/分，体温 36.8℃であり，採血，血液ガス検査で異常を認めなかった．

この症例にどう対応するか？

　月経痛という，疾患とは言えない（?）ものを敢えて取り上げた． 表1 に示すように急性腹症の原因疾患は婦人科領域に限定しても多岐に渡る．妊娠に関わる疾患は妊娠検査や超音波検査で除外でき，炎症性疾患は理学的所見や血液生化学検査，さらに超音波検査で腹水や膿瘍を確認することにより除外できる．内科的疾患や婦人科的疾患を否定できた場合，排卵痛や月経痛が残る．月経歴を確認することにより，月経痛と排卵痛の鑑別が可能となる．月経痛でも，時にはかなりの疼痛となり救急車で来院する症例がある．月経痛は毎回強さが一定というわけではなく，月経時の体調やストレスの有無などにより，本人にとっては耐え難い疼痛となる場合もある．そのような症例ではしばしば下痢や嘔吐を伴い，内科

表1 女性の急性腹症の鑑別疾患
(船越 拓. 救急医学. 2015; 39: 1079-85[1] より改変)

年齢		疾患名
初経前		女性生殖器先天異常 卵巣茎捻転（卵巣腫瘍）
生殖年齢	妊娠なし	子宮内膜症 排卵痛 月経痛 卵巣出血 骨盤内炎症疾患（PID） 卵巣茎捻転（卵巣腫瘍） 卵巣腫瘍破裂
	妊娠あり	異所性妊娠 切迫流産 進行流産 常位胎盤早期剥離 分娩進行
閉経後		卵巣茎捻転（卵巣腫瘍） 子宮悪性腫瘍 子宮留膿腫

疾患との鑑別が必要となることがある．月経痛は，子宮局所で産生されるプロスタグランジン $F_{2\alpha}$ による平滑筋収縮作用が病因で，子宮筋の収縮により月経痛（下腹痛）が，上部消化管の収縮により嘔吐，下部消化管の収縮により下痢が起こる．通常，ジクロフェナクナトリウムやインドメタシンをはじめとするNSAIDs は胃の粘膜保護作用のあるプロスタグランジン E_2 の産生を抑制するので，NSAIDs の投与により消化管症状が惹起されるので嘔吐がある際にはその使用がためらわれるが，月経痛の場合は NSAIDs によりプロスタグランジン $F_{2\alpha}$ による平滑筋収縮作用が減弱して，下腹痛のみならず嘔吐や下痢が軽減する．特に，坐薬は経口摂取でないので使いやすい．

 処方の原則

- ボルタレン® サポ 50mg，インドメタシン® 坐薬は 1 回 25 〜 50mg を 1 日 1 〜 2 回直腸内に投与する．
- 月経痛の救急患者は，多くの症例が搬送前に NSAIDs の経口薬を服用しているので，経口薬は有効でない症例が多く，経口薬より効果の強い坐薬を選

択するとよい．
- 月経痛など患者が痛みの発現を予想できる場合，痛みがピークになる前に鎮痛薬を使用する方が有効であり，最終的には鎮痛薬の使用量を少なくできる可能性がある．処方時に，このことをきちんと説明することが重要である．

 ピットフォール

- 急性腹症の鑑別診断では，必ず妊娠の有無を確認することが重要である．異所性妊娠を見逃さないこと，CT などの放射線検査の可否，投与する薬剤の選択には，妊娠の有無の確認は必須である．
- NSAIDs の使用に際しては，その禁忌条項や使用上の注意事項を確認してから使用するのは当然のことであるが，特にショックやアナフィラキシーには注意を要する．使用経験がない症例で坐薬を使用する場合は，投与後 30 分程度診察室で観察することが重要である．

Take Home Message

- 女性の急性腹症では，必ず妊娠の有無を確認することが重要である．
- 月経痛でも救急搬送される症例がある．
- 月経痛で NSAIDs の経口薬が無効の症例に坐薬が有効である場合がある．

参考文献
1) 船越 拓. 女性診療科の救急全般 女性の急性腹症の診かたとピットフォール. 救急医学. 2015; 39: 1079-85.

症例2　骨盤内炎症疾患（PID）

> **使用する薬剤**
> - レボフロキサシン水和物 500mg（クラビット®500mg）
> - イミペネム水和物 0.5g（チエナム®点滴静注用キット 0.5g）

症例経過

23歳女性の急性腹症患者が搬送された．意識は清明で，下腹部痛と38.2℃の発熱を訴えていた．血圧130/82mmHg，脈拍85/分であり，嘔吐や下痢はなかった．血液検査で白血球増多とCRPの上昇を認めた．

この症例にどう対応する？

骨盤内炎症疾患（pelvic inflammatory disease：PID）は産婦人科領域の急性腹症で妊娠が否定された場合，卵巣腫瘍茎捻転と並ぶ代表的な疾患である．PIDとは子宮頸管より上部の生殖器に発症する上行性感染で，子宮内膜炎，付属器炎，卵巣卵管膿瘍，骨盤腹膜炎が含まれ，骨盤内感染症とほぼ同義語として使用される[1]．本症例は，下腹部痛と発熱でPIDが強く疑われる 表2 ．あとは 図1 のフローチャートに従って診断をつけていく．

外来治療が原則であるが，虫垂炎などの外科的な緊急疾患を除外できない症例，妊婦，経口抗菌薬が無効であった症例，経口抗菌薬投与が不可能な症例，悪

表2 PIDの診断基準（松田静治. 日産婦雑誌. 1989; 41: N82-N85[2]）

必須診断基準
1. 下腹部痛，下腹部圧痛（触診）
2. 子宮付属器部圧痛（内診）

付加診断基準
1. 体温≧ 38.0℃
2. 体温≧ 37.0℃　白血球数≧ 8000
3. 白血球数≧ 10000
4. Douglas窩穿刺または腹腔鏡により滲出液（混濁，漿液性，膿性など）または炎症の確認

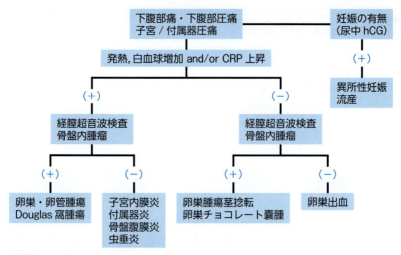

図1 PID鑑別診断のフローチャート
（日本性感染症学会. 日性感染症会誌. 2016; 27 [1 Suppl]: 32-4[3]) より改変）

心・嘔吐や高熱を伴う症例, 卵巣卵管膿瘍を伴う症例は入院適応となる[1]．

 処方の原則

- レボフロキサシン1回500mg, 1日1回, 5〜7日間投与する．
- イミペネム1回0.5〜1g, 1日2回点滴静注, 5〜7日間投与する．
- 軽症・中等症例にはセフェム系やニューキノロン系の内服薬を投与する．中等症ではセフェム系（第2世代まで）点滴静注を選択することもできる[1]．
- 比較的重症例（入院適応がないか, 入院が不可能な患者）には第3世代以降のセフェム系かカルバペネム系薬を点滴静注する．クリンダマイシンやミノサイクリンの点滴静注を併用することもできる[1]．
- PIDの抗菌薬治療では, 経口薬投与がよいか静注薬投与がよいかは臨床症状の程度により判断する．一般的に軽症から中等症では経口薬による治療が可能であるが, 下腹部痛や下腹部可動痛が強く, 骨盤腹膜炎まで進展している症例は重症で, 注射薬による治療が推奨される．
- PIDの治療法には抗菌薬治療と外科的治療がある．膿瘍形成などの難治例では抗菌薬のみでは改善がみられないことが多く, 適時外科的治療（膿瘍の切開ドレナージなど）を併用することが推奨される．

ピットフォール

- 抗菌薬治療を漫然と継続することは避けなければならない．抗菌薬治療に抵抗し，7日以上改善がみられない場合は外科的治療を考慮する．
- ニューキノロン系抗菌薬は妊婦禁忌であるため，使用にあたっては妊娠の除外が必須である．また，クリンダマイシンも妊婦には投与しないことが望ましいとあり，可能な限り使用は避ける．
- ミノサイクリンは妊婦には治療上の有益性が危険性を上回る場合にのみ投与すること，授乳中の婦人には投与をしないこととなっているため，やむを得ず投与する場合は授乳を中止させる．

Take Home Message

- 急性腹症の患者が来院したら，まず妊娠の有無を確認し，異所性妊娠か否かを鑑別する．ついで，炎症所見の有無を確認し，これに経腟超音波検査を併用すると，PIDとその他の疾患の鑑別も難しくない．
- 抗菌薬の中には，妊婦禁忌あるいは可能な限り使用を避けねばならないものがあり，注意を要する．

参考文献
1) 日本産科婦人科学会/日本産婦人科医会, 編集・監修. 産婦人科診療ガイドライン 婦人科外来編2011. 東京: 日本産科婦人科学会事務局; 2011. p.20-3.
2) 松田静治. PIDの診断と治療. 日産婦雑誌. 1989; 41: N82-N85.
3) 日本性感染症学会. 性感染症診断・治療ガイドライン2016. 下腹痛. 日性感染症会誌. 2016; 27 (1 Suppl): 32-4.

〔関　博之〕

22 歯科口腔外科の救急で使う薬

症例1　外傷

使用する薬剤

【鎮痛薬（経口）】
- ロキソプロフェンナトリウム（60mg）（ロキソニン®）
- ジクロフェナクナトリウム（25mg）（ボルタレン®）
- アセトアミノフェン（200mg）（カロナール®）

【抗菌薬（経口）】
- アモキシシリン水和物（サワシリン®）
- セフカペンピボキシル（フロモックス®）
- セフジトレンピボキシル（メイアクトMS®）
- アジスロマイシン水和物（ジスロマック®）
- クラリスロマイシン（クラリス®）
- ミノサイクリン塩酸塩（ミノサイクリン®）
- レボフロキサシン（クラビット®）

症例経過

41歳女性，交通外傷患者が搬送された．意識は clear，体温 36.7℃，呼吸数 18/分，脈拍 129/分，血圧 122/74mmHg．瞳孔は 3/3，+/+，麻痺を認めない．頭部 CT では異常所見はなかったが，顔面外傷（歯槽骨骨折，歯牙脱臼，口腔挫創）を認めた 図1 図2 図3．

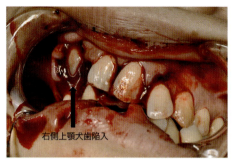

図1 初診時口腔内写真

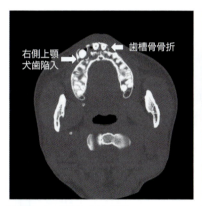

図2 CT所見（水平断）

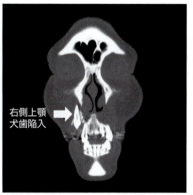

図3 CT所見（前頭断）

 この症例にどう対応する？

　顔面外傷にて下顎が多発骨骨折している症例で，口底部腫脹または舌根沈下にて気道閉塞の可能性がある場合，輪状甲状靭帯切開や気管切開を考慮する必要がある．

　骨片または歯牙が動揺しているため，シーネまたは金属線を用いて骨を整復固定．可能であれば動揺歯も整復する．

① **局所麻酔（浸潤麻酔・伝達麻酔）**

　通常キシロカイン®注射液ポリアンプ1％またはキシロカイン®注射液1％（エピレナミン1：100000含有）を使用する．歯科用局所麻酔は2％キシロカインカートリッジ（1：80000エピネフリン含有）注射液を使用している．また，歯

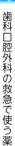

科用のため専用の注射器が必要となる．
② **創部洗浄**
受傷時創部汚染を認めるようであれば，生理食塩水などで洗浄．
③ **破折片除去・歯牙脱臼整復**
破折片除去，歯牙脱臼整復固定するが，歯根破折など場合によって抜歯のこともある．
④ **整復・固定**
金属線・シーネ（エリック，三内式）を用い骨片整復する．
⑤ **縫合**
創部広範であれば縫合する．
⑥ **鎮痛薬・抗菌薬**

 処方の原則

- 上記のように重症患者では，鎮痛薬・抗菌薬は入院下にて点滴加療とする．軽症であれば経口で内服できるが，顎間固定を行っている場合は細粒を処方する．
- 創部が汚染している場合が多いため，抗菌薬は5～10日程度処方．

● **鎮痛薬（経口）**
- ロキソプロフェンナトリウム（60mg）（ロキソニン®）：1回60mg，1日3回
- ジクロフェナクナトリウム（25mg）（ボルタレン®）：1日量75～100mgとし原則として3回に分ける
- アセトアミノフェン（200mg）（カロナール®）：1回200～1000mg，投与間隔4～6時間以上

● **抗菌薬（経口）**
- アモキシシリン水和物（サワシリン®）：1回250mg，1日3～4回
- セフカペンピボキシル（フロモックス®）：1回100mg，1日3回 DU薬
- セフジトレンピボキシル（メイアクトMS®）：1回100mg，1日3回 DU薬
- アジスロマイシン水和物（ジスロマック®）：1回500mg，1日1回3日間（SR成人用ドライシロップ〔2g〕）
- クラリスロマイシン（クラリス®）：1回200mg，1日2回
- ミノサイクリン塩酸塩（ミノサイクリン®）：1回100～200mgとして12～24時間ごとに100mg投与

- レボフロキサシン（クラビット®）：1回500mg，1日1回

※炎症値が高値の場合，症例2の静注薬を使用．上記DU薬（経口第三世代セフェム）は，効果が期待できないという報告もある．

ピットフォール

- 咬合整復困難の時は，救急外来であれば翌日に歯科口腔外科を受診させる．
- 特に下顎骨の場合，暫間固定しないと出血が持続することがある．
- 歯牙欠損は，受傷した場所に落下しているか，軟組織に迷入していることがある．
- 骨片整復時，疼痛の可能性があるため鎮静する可能性がある．

Take Home Message

- 特に歯ブラシによる器物外傷の場合，細菌が付着しているため抗菌薬を処方することが必須である．
- 歯痛は判断困難な場合があるため，鎮痛薬を処方し早急に歯科受診を勧める．
- 脱落歯は歯根膜温存のため汚れを拭き取らず，牛乳または水に湿潤させ早急に持参する．

症例2　炎症

使用する薬剤

【抗菌薬（静注薬）】
- セフトリアキソンナトリウム水和物（ロセフィン®）
- アンピシリンナトリウム（ビクシリン®）
- メトロニダゾール（アネメトロ®）
- ドリペネム（フィニバックス®）

症例経過

67歳男性，熱発，下顎部腫脹，開口障害，呼吸苦を認め受診．意識清明，全身倦怠感軽度，食事摂取困難，嚥下困難を認めた．体温 39.1℃，脈拍 113/分，血圧 107/73mmHg．血液検査で WBC 14.1/μL，CRP 31.1mg/dL と炎症値高値を認めた．

 ## この症例にどう対応する？

原因は歯性感染の場合が多く，特に重症の場合はドレナージを施行する．炎症が拡大すると組織隙に膿が貯留することで腫脹を認めることがある．本症例では顎下隙に膿瘍を認めたため 図4 図5，消炎処置を図った．

① 局所麻酔（浸潤麻酔）
症例 1 の局所麻酔参照．

② 膿瘍確認・試験穿刺
造影 CT 撮影し，膿瘍腔の場所を特定し，切開の方向を穿刺にて確認する．細菌検査・血液培養を行い，原因菌の特定・抗菌薬の感受性検査を実施する．

③ 膿瘍切開・膿瘍腔の開放
穿刺した部位より排膿を認めたら，曲がりペアンを用い鈍的に排膿路を拡大．

④ ドレーン挿入
必要に応じて，創部が閉創しないように創口部から膿瘍腔内にドレーンを挿入し，縫合・固定する．

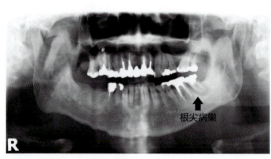

図4 初診時パノラマ写真

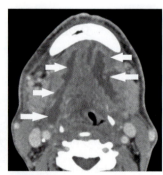

図5 CT 所見（水平断）
矢印は膿瘍形成を認める．

⑤鎮痛薬・抗菌薬

処方の原則

- 上記のように全身倦怠感や食事摂取困難な患者では，鎮痛薬・抗菌薬は入院下にて点滴加療とする．軽症であれば経口で内服できるが，錠剤が内服困難のため細粒で処方する．
- 採取菌が判定できたら，感受性の高い抗菌薬に変更する．

● 抗菌薬（静注薬）
- セフトリアキソンナトリウム水和物（ロセフィン®）：1～2g，1日1～2回
- アンピシリンナトリウム（ビクシリン®）：1～2g，1日1～2回
- メトロニダゾール（アネメトロ®）：1回500mg，1日3回
- ドリペネム（フィニバックス®）：1回500mg，1日3回

※炎症値が低値の場合，症例1の経口薬を使用．

ピットフォール

- 膿瘍切開の場合，血管・神経の走行に注意しながら切開する．
- 口腔内外に腫脹が認められる場合，口腔内切開の方が容易に排膿することがある．

Take Home Message

- CRP 10mg/dL以上を目安にし，呼吸苦・嚥下困難などが出現するようであれば，入院下で加療するのが望ましい．

症例 3 抜歯後出血

使用する薬剤
▶ トラネキサム酸（トランサミン®）

症例経過

　59歳女性，近医歯科医院より抜歯後出血を認め受診．意識清明，抜歯部位より持続的出血を認めた 図6 図7．既往に特記事項なく，抗凝固薬は服用していない．体温37.4℃，脈拍101/分，血圧140/99mmHg．血液検査でWBC 14.0/μL，PLT 230/μL，PT時間12.1秒，APTT時間30.6秒，PT-INR 0.98と凝固異常は認めなかった．

この症例にどう対応する？

　抗血小板薬・抗凝固薬を服用している患者が抜歯または受傷した場合や，本症例のように持続的に出血を認める患者に対し出血点を確認し，止血処置を図る．

① **出血点の確認・圧迫止血**
　吸引やガーゼにて出血点を探し，ガーゼにて圧迫止血する．

② **局所麻酔（浸潤麻酔）**
　①で止血困難の場合，出血点周囲に局所麻酔をする．症例1の局所麻酔参照．

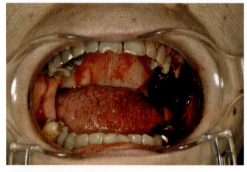

図6 初診時口腔内写真

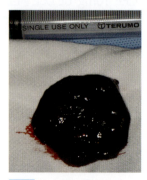

図7 抜歯窩に認めた血餅

③電気メスにて凝固

①，②でも持続的に出血を認める場合，出血点に電気メス（バイポーラなど）で凝固させる．

④ボスミンガーゼにて止血

5000倍ボスミン®（アドレナリン注ボスミン®注射液5mgを生理食塩水で5倍希釈）をガーゼに浸して止血を図る．

⑤止血薬填入

抜歯した部位や創部が深い場合，止血薬（止血用ゼラチンスポンジ）を填入する．上記症例は止血用ゼラチンスポンジであるスポンゼル®を填入．

⑥縫合

創部が離開している場合，縫合処置にて創部閉鎖を図る．

⑦静脈注射

上記症例は止血できたため実施していないが，血液検査にて異常所見を認める場合はトラネキサム酸を投与する可能性がある．または全身疾患が疑われる場合，内科に対診をかける必要がある．

処方の原則

- 凝固異常が疑われる場合，一般的にNSAIDsは使用しない．
- トラネキサム酸（トランサミン®）：1日250〜500mgを1〜2回に分けて静注・点滴静注

ピットフォール

- 持続的出血の場合，電気メスを使用する．焼烙の場合，血管に近接し神経が併走しているため注意し，ペースメーカー使用患者は禁忌である．
- 歯周病が原因の場合があるが，口腔内異常出血による凝固異常・血液疾患を考慮する場合は採血が必須となる．

Take Home Message

- 既往歴に対する抗血小板薬や抗凝固薬の自己中断は避ける．
- 抜歯後出血を認める場合，マウスピースにて持続的圧迫を図る場合もある．

症例 4　顎関節脱臼

使用する薬剤
- ミダゾラム（ドルミカム® 10mg/2mL 注射剤）
- プロポフォール（プロポフォール 1% 200mg/20mL 注射剤）

症例経過

70 歳女性，全身麻酔下にて胆管癌術前挿管中，両側顎関節脱臼を認めた 図8．術後整復困難のため当科依頼．意識清明，閉口困難，流涎を認めた．体温 36.8℃，脈拍 110/分，血圧 151/100mmHg．

この症例にどう対応する？

持続的開口になっているため，閉口できるよう脱臼整復を図る．

① 徒手的整復

術者が脱臼した患者の前に立ち，両手拇指を両側下顎臼歯部咬合面にかけ，他の指で下顎を把持し，臼歯部を押し下げるのと同時に前方部を持ち上げて回転させるようにして下顎を後方に押しつける（Hippocrates 法）．

本症例は術後ベッド上安静のため，背部に CPR ボード（蘇生板）を挿入し対応した．

② 局所麻酔徒手的整復

①の閉口時に痛みを生じる場合，関節部と外側翼突筋の付着部分近くに局所麻酔薬を注射する．症例 1 の局所麻酔参照．

③ 鎮静下徒手的整復

①，②で整復困難の場合は上記鎮静薬を用い整復を図る．投与法などは 表4 のとおり．

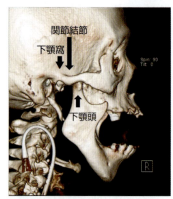

図8　顎関節模式図

表1 鎮静薬の投与法

一般名	商品名	投与方法・投与量	作用発現・持続時間
ミダゾラム	ドルミカム®10mg/2mL 注射剤	静注：0.02〜0.1mg/kg	発現：0.5〜2分
		筋注：0.1〜0.2mg/kg	発現：1〜4時間
プロポフォール	プロポフォール1％ 200mg/20mL 注射剤	静注：1〜2mg/kg	発現：数秒, 持続：5〜15分

処方の原則

● 鎮静の場合

- 体重・投与方法と投与量を確認，鎮静深度評価（RASS：Richmond Agitation-Sedation Scale）の確認を実施する．
- 鎮静度によって呼吸抑制・舌根沈下の可能性があるため，モニター監視する．
- 覚醒したあと離脱症状（不穏，幻覚，頻脈）がないか確認する．

ピットフォール

- 脱臼しやすい人は習慣性に脱臼することがあるため，当日は特に大開口は避ける．
- 従命困難，認知機能が衰えている場合または習慣性に脱臼する場合，開口しやすいので顎固定帯を装着する場合がある．

Take Home Message

- 脱臼している時間が長いほど，整復困難になりやすく再発しやすい．
- 徒手的整復困難の場合，関節結節削除術などが必要なことがある．

〔山田美喜〕

事項索引

▶ あ行

アカジシア	19
悪性症候群	180
悪性リンパ腫	124
アスピリン喘息	101
アスピリン中毒	181
アセトアミノフェン中毒	181
アナフィラキシー	79, 193
アナフィラキシーショック	192
アメンチア	174
アルツハイマー病	179
胃酸分泌抑制薬	93
意識障害	52, 55, 134, 137, 174
異所性妊娠	234
一酸化炭素中毒	181
院外心停止	2
インジゴカルミン	33
院内心停止	1
ウイルス性脳炎	179
ウェルニッケ脳症	179
エピスタットキット	203
嚥下障害	156
オタワ SAH ルール	49
オピオイド鎮痛薬	214

▶ か行

外側半規管型クプラ結石症	207
下気道狭窄	81
顎関節脱臼	246
カクテル療法	62
カタルシス効果	182
褐色細胞腫クリーゼ	139
葛藤	174
眼異物	189
眼球マッサージ	187

肝硬変	94
眼振	207
肝性脳症	94, 179
感染性心内膜炎	159
肝損傷	25
肝不全	95
眼部帯状疱疹	197
顔面外傷	238
顔面挫創	169
顔面神経麻痺	197
気管支喘息	81
気管挿管	72
偽性心室頻拍	88
気道確保	176
急性陰嚢症	222
急性視力障害	149
急性腎障害	112, 113
急性膵炎	96
急性白血病	126
急性腹症	234
急性閉塞隅角緑内障	184
胸骨圧迫	2
胸髄損傷	42
巨細胞性動脈炎	149
緊急放射線照射	125
菌血症	215
筋力低下	154
くも膜下出血	49
グラム染色	216
クループ症候群	77
警察官職務執行法第 3 条第 1 項	183
頸髄損傷	37
経動脈的塞栓術	204
痙攣重積	74
血液透析	114
月経困難症	232

249

月経痛	232	ショックインデックス	229
血漿交換	145	視力低下	187
血栓回収術	57	腎盂腎炎	215
血栓性血小板減少性紫斑病	145	神経因性膀胱	218
血栓溶解療法	57	神経原性ショック	40
血尿	220	神経集中治療	23
幻覚妄想	177	腎後性腎不全	218
構音障害	61	心静止	11, 64
抗潰瘍薬	18	腎損傷	31
高カリウム血症	112, 113	心停止	1, 64
高カルシウム血症	128	髄液糖/血糖比	161
抗血栓薬	53	膵損傷	34
後篩骨動脈	200, 204	錐体外路症状	19
甲状腺クリーゼ	142	水痘帯状疱疹ウイルス	196
抗てんかん薬	22	頭蓋内圧	22
後鼻孔用バルーン	203	頭痛	49, 139
興奮	177	精索捻転	222
呼吸筋機能低下	176	精神保健福祉法第23条	180
骨盤内炎症疾患	235	精神療法	176
コリン作動薬	218	精巣挙筋反射	222
		精巣上体炎	222

▶ さ行

		精巣垂捻転	222
細菌性髄膜炎	134, 159	脊髄腫瘍に伴う膀胱直腸障害	125
産科危機的出血	229	脊髄損傷	37
子癇	225	全身性エリテマトーデス	145
弛緩出血	229	喘息発作	109
糸球体腎炎	220	前立腺炎	216
止血薬	18	前立腺肥大	218
自己骨髄間葉系幹細胞	41	造影剤腎症	118
自殺企図	181	早期虚血性変化	55
ジスキネジア	19	躁状態	177
ジストニア	19	側頭葉てんかん	179
歯性感染	242		

▶ た行

持続洗眼	190		
修正バルサルバ法	89	帯状疱疹	195
出血性消化性潰瘍	93	帯状疱疹後神経痛	196
手部熱傷	171	大量輸血プロトコル	14
腫瘍崩壊症候群	121	多発外傷	14
上気道狭窄	77, 79	多発性骨髄腫	128
症候性てんかん	165	短時間作用性β_2刺激薬	106, 109
小児急性中耳炎	209	蛋白分解酵素阻害薬	99
上部消化管出血	92	恥骨上膀胱穿刺	218

事項索引

知的能力の低下	177
着色尿	221
蝶口蓋動脈	200, 204
鎮静	69
鎮静薬	21
鎮痛	69
通報	183
低血圧性ショック	68
低血糖	137
てんかん重積状態	166
動悸	86, 89
頭部外傷	17, 20
トキシックショック症候群	203
特発性正常圧水頭症	179
吐血	92

► **な行**

内視鏡的逆行性膵管造影	35
難治性アナフィラキシー	193
難治性 VF/pVT	5
肉眼的血尿	220
二相性アナフィラキシー	193
尿閉	217
尿路感染症	215
尿路結石	213, 220
尿路敗血症	214
脳圧降下薬	21
脳灌流圧	22
脳梗塞	55
脳出血	46
脳脊髄液検査	161

► **は行**

パーキンソニズム	19
敗血症	130, 215
破傷風	170
パッキング止血法	202
抜歯後出血	244
鼻ポリープ	101
馬尾症候群	219
汎発性帯状疱疹	198
脾温存膵体尾部切除	34

皮下出血	145
鼻腔粘膜焼却術	204
鼻出血	199
鼻出血専用バルーン	203
非侵襲的陽圧換気	112
脾損傷	28
鼻中隔彎曲	202
皮膚筋炎	154
びまん性特発性骨増殖症	43
ピンチング	202
フィブリノーゲン製剤	15
腹部大動脈瘤破裂	213
プレーン徴候	223
分岐鎖アミノ酸輸液製剤	94
ペーパーバッグ換気	188
片麻痺	46, 55, 61
膀胱炎	220
膀胱癌	221
膀胱タンポナーデ	221
傍正中橋動脈	61
暴力患者	177

► **ま行**

末梢性めまい	206, 208
ミオグロビン尿	221
無脈性電気活動	9
めまい	206
網膜中心動脈閉塞症	187
もうろう状態	174

► **や行**

薬剤性腎障害	116
指鼻試験	207
溶血性貧血	145
用手圧迫法	202

► **ら行**

リチウム中毒	181
良性発作性頭位めまい	207
レッドマン症候群	132
レンズ核線条体動脈	61

▶ 数字

5α還元酵素阻害薬	218
6H6T	6
14Fr 導尿用バルーンカテーテル	203

▶ A

α拮抗薬	214
α遮断薬	218
AED	22
AIUEOTIPS	174
AKI	113
ASPECTS + W（Alberta Stroke Program Early CT Score）	55, 56
Aspirin Exacerbated Respiratory Disease（AERD）	101
asystole	11

▶ B

BPPV	207
branch atheromatous disease（BAD）	61

▶ C

CASA	10
cherry red spot	188
Clostridium difficile 関連下痢症	18
COPD 増悪	106
CPP	22
CPR	2
CRASH-2 trial	18
Cushing 潰瘍	18

▶ D

diffuse idiopathic skeletal hyperostosis（DISH）	43
Dix-Hallpike 試験	207
drip and ship	59

▶ E

Eastern Association for the Surgery of Trauma（EAST）	26, 32
endoscopic retrograde pancreatography（ERP）	35

▶ F・G

Frenzel 眼鏡	207
GOLD の分類	106

▶ H

head impulse test（HIT）	207
HIV 脳症	179

▶ I

ICP	22
IgA 腎症	220

▶ K・L

Kiesselbach 部位	200
Kounis 症候群	194
lenticulostriate artery（LSA）	61

▶ M

massive transfusion protocol（MTP）	15
Ménière 病	208

▶ N

National Institutes of Health Stroke Scale（NIHSS）	55, 58
NPPV	112
NSAIDs	214
nystagmus	207

▶ P・Q

PDE5 阻害薬	218
PEA	9, 64
pelvic inflammatory disease（PID）	235
pontine paramedian artery（PPA）	61
post-herpetic neuralgia（PHN）	196
propofol infusion syndrome	23
pseudo VT	88
PT-INR	52

事項索引

pulseless VT　　　　　　　　　66
qSOFA　　　　　　　　　　　130

▶ R

Ramsay Hunt 症候群　　　　　197
rt-PA（アルテプラーゼ）静注療法
　適正治療指針　　　　　　　59
six-item screener　　　　　　　178
SLE　　　　　　　　　　　　145
spleen-preserving distal
　pancreatectomy（SPDP）　　35

▶ T

test of skew devitation　　　　207
toxic shock syndrome（TSS）　203
TTP　　　　　　　　　　　　145
Tzanck 試験　　　　　　　　196

▶ V・W

varicella zoster virus（VZV）　196
VF　　　　　　　　　　　　　66
WPW 症候群　　　　　　　　88

薬剤名索引

▶ あ行

アクチバシン®	55
アクトヒブ®	28
アシクロビル	196
アジスロマイシン水和物	209, 238
アズノール®	171
アセタゾラミド	184
アセトアミノフェン	17, 70, 209, 238
アセリオ®	17, 70
アタラックス®-P	79, 206
アデノシン三リン酸二ナトリウム	
水和物	206
アデホス®	206
アドナ®	199
アドレナリン	1, 5, 9, 14, 37, 64, 66,
	77, 79, 169, 192, 199
アトロピン硫酸塩	37
アネメトロ®	241
アミオダロン塩酸塩	5, 66
アミノフィリン®	109
アミノレバン®	94
アメジニウムメチル硫酸塩	37
アメナビル	196
アメナリーフ®	196
アモキシシリン水和物	209, 238
アルガトロバン水和物	61
アルギン酸塩被覆材	202
アルテプラーゼ	55
アルピニー®	70
アルファカルシドール	42
アレンドロン酸ナトリウム水和物	42
アンカロン®	5, 66
アンピシリンナトリウム	241
アンヒバ®	70, 209
イーケプラ®	165

遺伝子組換え活性型血液凝固	
第Ⅶ因子製剤	14
イノバン®	37
イミペネム水和物	235
インドメタシンナトリウム	232
インフルエンザ桿菌ワクチン	28
ヴェノグロブリン®IH	154
ウリナスタチン	96
エスクレ®	72
エダラボン	61
エチドロン酸二ナトリウム	42
エビスタ®	42
エピペン®	193
エフオーワイ®	96
エルカトニン	128
エルシトニン®	128
塩化カルシウム	112
オキシブプロカイン塩酸塩	189
オクトレオチド酢酸塩	34
オゼックス®	209
オメプラール®	92
オメプラゾール	92
オラペネム®	209

▶ か行

ガスター®	17
ガベキサートメシル酸塩	96
カリクレイン®	206
カリジノゲナーゼ	206
カルシトニン製剤	128
カルチコール	113
カルナクリン®	206
カルバゾクロムスルホン酸	
ナトリウム水和物	199
カロナール®	70, 209, 238
乾燥濃縮人血液凝固第ⅩⅢ因子製剤	14

254

薬剤名索引

キシロカイン®	169, 199
クラバモックス®	209
クラビット®	235, 238
クラブラン酸カリウム・アモキシシリン水和物	209
クラリシッド®	209
クラリス®	238
クラリスロマイシン	209, 238
グリセオール®	20
グリセリン	20
グルカゴン	137, 194
グルコン酸カルシウム	112
グルトパ®	55
ケイツー®N	52
ケタミン	20, 70, 72
ケタラール®	20, 70, 72
献血グロベニン®-I	159
ゲンタシン®	169
ゲンタマイシン硫酸塩	169

► さ行

サクシゾン®	79
サルブタモール硫酸塩	106
サワシリン®	238
酸化セルロース	202
ザンタック®	17
サンドスタチン®	34
サンピロ®	184
ジアゼパム	74, 165, 174, 206
ジクロフェナクナトリウム	213, 232, 238
ジスロマック®	209, 238
ジフェニドール塩酸塩	206
ジメチルイソプロピルアズレン	171
静脈用人免疫グロブリン製剤	159
シロドシン	217
シンビット®	5
髄膜炎菌ワクチン	28
水溶性プレドニン	79
スロンノン®HI	61
セファドール®	206
セフェピム	126
セフカペンピボキシル	238

セフジトレンピボキシル	238
セフトリアキソン	134, 215, 222, 241
セルシン®	74, 165, 174, 206
セレネース®	177
ソセゴン®	70
ソル・コーテフ®	79
ソル・メドロール®	149
ソル・メルコート®	79, 149

► た行

ダイドロネル®	42
タケキャブ®	92
タケプロン®	92
炭酸水素ナトリウム	206
ダントリウム®	37
ダントロレンナトリウム水和物	37
チアマゾール	142
チエナム®	235
d-クロルフェニラミンマレイン酸塩	79
ディプリバン®	20, 72
デカドロン®	124
デカドロンエリキシル	77
デキサート®	77, 134, 159
デキサメタゾン	77, 124, 128, 134, 159
デクスメデトミジン	20, 72
デノスマブ	42
テビペネム ピボキシル	209
テリパラチドキット	42
テルペラン®	17
ドキシサイクリン	222
トスフロキサシントシル酸塩水和物	209
ドパミン塩酸塩	37
トラネキサム酸	17, 46, 199, 220, 244
トランサミン®	17, 199, 220, 244
トリクロホスナトリウム	72
トリクロリール®	72
トリノシン®	206
ドリペネム	241
ドルミカム®	20, 72, 165, 246

► な行

ナファモスタットメシル酸塩	96

255

ニカルジピン塩酸塩	49, 225	プリンペラン®	17, 206
ニフェカラント	5	プレガバリン	37
ニューモバックス®NP	28	プレセデックス®	20
ネオシネジン	14	プレドニゾロン	79
ネオフィリン®	109	プレベナー13®	210
ノーベルバール®	74	プロパジール®	142
ノバスタン®HI	61	プロピルチオウラシル	142
ノボセブン®HI	14	プロポフォール	20, 72, 246
ノルアドレナリン	14, 25, 37	フロモックス®	238
		ベタヒスチンメシル酸塩	206

▶ は行

肺炎球菌ワクチン	28	ベタメタゾン	101
バクロフェン	37	ベタメタゾン吉草酸エステル・	
バソプレシン	37	ゲンタマイシン硫酸塩	171
バラシクロビル	195	ベネトリン®	106
バルトレックス®	195	ベノキシール®	189
ハロペリドール	177	ベラパミル	86
パンクレリパーゼ	34	ベルケイド®	128
バンコマイシン塩酸塩	130, 134, 159	ペルジピン®	225
ビクシリン®	241	ペンタジン	70
ピトレシン®	37	抱水クロラール	72
ヒドロキシジン	79, 206	ホストイン®	20, 74, 165
ヒドロコルチゾン	79	ホスフェニトインナトリウム水和物	
ビブラマイシン®	222		20, 74, 165
ピロカルピン塩酸塩	184	ボスミン®	1, 5, 9, 37, 64, 66,
ファムシクロビル	195		77, 79, 192, 199
ファムビル®	195	ボノテオ®	42
ファモチジン	17	ボノプラザン	92
フィニバックス®	241	ポララミン®	79
フィブリノゲン	14, 25, 31, 229	ホリゾン®	74, 174
フィブリノゲンHT	14	ボルタレン®	213, 232, 238
フィブロガミン®P	14	ボルテゾミブ	128
フェノバルビタール	74		

▶ ま行・や行

フェブキソスタット	121	マキシピーム®	126
フェブリク®	121	マグセント®	225
フェンタニル	70	マグネゾール®	5
フェントラミン	139	マンニゲン®	20
フォサマック®	42	マンニトール	20, 184
フォルテオ®	42	ミダゾラム	20, 72, 74, 165, 246
フサン®	96	ミダフレッサ®	74
フジトレン ピボキシル	209	ミノサイクリン塩酸塩	238
プラリア®	42	ミノドロン酸水和物	42

薬剤名索引

ミラクリッド®	96
メイアクト MS®	209, 238
メイロン®	206
メチルプレドニゾロン	149
メチルプレドニゾロンコハク酸 エステルナトリウム®	149
メトクロプラミド	17, 206
メトロニダゾール	241
メナクトラ®	28
メナテトレノン	52
メリスロン®	206
メルカゾール®	142
メローセル®	202
メロペネム	126, 130, 159
メロペン®	126, 130, 159
ユリーフ®	217

▶ ら行

ライノロケット®	202
ラジカット®	61
ラスブリカーゼ	121
ラスリテック®	121
ラニチジン	17

ラロキシフェン塩酸塩	42
ランソプラゾール	92
ランマーク®	42
リオレサール®	37
リズミック®	37
リドカイン塩酸塩	5, 66, 169, 199
リパクレオン®	34
硫酸マグネシウム	5, 225
リリカ®	37
リンデロン®	101
リンデロン®-V/-VG	171
レギチーン®	139
レナデックス®	128
レベチラセタム	165
レボフロキサシン水和物	235, 238
ロキソニン®	238
ロキソプロフェンナトリウム	238
ロセフィン®	134, 215, 222, 241

▶ わ行

ワイドシリン®	209
ワソラン®	86
ワンアルファ®	42

ER で闘うためのクスリの使い方　　　　　　　ⓒ

発　行	2019 年 6 月 1 日　　1 版 1 刷

編著者	久 村 正 樹

発行者	株式会社　中外医学社 代表取締役　青木　滋

〒 162-0805　東京都新宿区矢来町 62

電　話　　(03) 3268-2701 (代)

振替口座　　00190-1-98814 番

印刷・製本/有限会社祐光　　　　　　　　＜ KS・HU ＞

ISBN978-4-498-16608-0　　　　　　　Printed in Japan

JCOPY ＜(社)出版者著作権管理機構 委託出版物＞

本書の無断複製は著作権法上での例外を除き禁じられています.
複製される場合は,そのつど事前に,(社)出版者著作権管理機構
(電話 03-5244-5088,FAX 03-5244-5089,e-mail: info@jcopy.
or.jp) の許諾を得てください.